代中醫論叢・臨床診斷類

不孕不育症中醫論治

余明哲 編著

東大圖書公司

國家圖書館出版品預行編目資料

不孕不育症中醫論治／余明哲編著.－－初版一刷.
－－臺北市；東大，2003
　　面；　　公分－－(現代中醫論叢．臨床診斷類)

ISBN 957-19-2728-7　　(平裝)

1. 方劑學(中醫) 2. 針灸 3. 不孕症

414.65　　　　　　　　　　　　　　92010044

網路書店位址　http : // www. sanmin. com. tw

ⓒ　不孕不育症中醫論治

編著者	余明哲
發行人	劉仲文
著作財產權人	東大圖書股份有限公司 臺北市復興北路386號
發行所	東大圖書股份有限公司 地址／臺北市復興北路386號 電話／(02)25006600 郵撥／0107175-0
印刷所	東大圖書股份有限公司
門市部	復北店／臺北市復興北路386號 重南店／臺北市重慶南路一段61號

初版一刷　2003年7月
編　　號　E 41029-0
基本定價　貳元貳角
行政院新聞局登記證局版臺業字第○一九七號

有著作權‧不准侵害

ISBN　957-19-2728-7　　(平裝)

編寫說明

　　男性不育是指至少有 12 個月的不避孕性生活史而仍未受孕（世界衛生組織定義）的疾病，據國外統計本病約占育齡的 5 ～ 15%，且有日趨增高趨勢，給患者帶來很大痛苦，也給家庭社會帶來不良影響。

　　中華民族是重視子嗣傳承的民族，「不孝有三，無後為大」乃是深入人心的不易觀念，正因如此，不育症自古便受到多方關注，病家以患此為大辱，醫家以治此為奇能。中醫學對不育症的認識，源遠流長，不但很早認識到男性不育現象，如《神農本草經》將其稱為「無子」、「絕育」，而且也對男性不育的病因病機進行了多方面的探索和討論，在長期的臨床實踐中，歷代前賢積累了豐富的經驗，創製了許多著名的治療無子的成方，近年來對不育症又有了新的認識，治療更加完善。為了進一步推動中醫藥在不育症治療上的運用，造福於廣大患者，我們查閱了大量中醫文獻資料，收集了近 20 多年來當代醫家診治不育症之名方、驗方、有效良方以及臨床效果顯著的針灸療法，並提供了這些方藥和療法的系統資料，編成本書，希望對廣大男科工作者臨床有所裨益。

編者於
北京中醫藥大學
元培科學技術學院

不孕不育症中醫論治

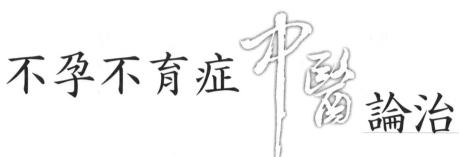

目　次

編寫說明

第一章　中藥內服方

一、精子減少症　　　　　　　　　　　1

　1.生精湯　　　　　　　　　　　　　1

　2.聚精丸　　　　　　　　　　　　　2

　3.仙子生精湯　　　　　　　　　　　3

　4.益腎生精湯　　　　　　　　　　　4

　5.補腎益精湯　　　　　　　　　　　4

　6.五四求嗣湯　　　　　　　　　　　5

　7.（趙氏）益精丸　　　　　　　　　6

　8.首烏黃精湯　　　　　　　　　　　7

　9.助精湯　　　　　　　　　　　　　8

　10.補腎益精方　　　　　　　　　　　9

二、死精子症　　　　　　　　　　　　10

　1.益腎壯精湯　　　　　　　　　　　10

　2.淫羊藿湯　　　　　　　　　　　　11

　3.生精育種湯　　　　　　　　　　　12

三、無精子症　　　　　　　　　　　　13

㈠腎虛型　　　　　　　　　　　　　　13

　1.十子六君湯　　　　　　　　　　　13

　2.興陽生精丹　　　　　　　　　　　14

　3.生精通關湯　　　　　　　　　　　15

㈡氣滯血瘀型　　　　　　　　　　　　16

　1.產精湯　　　　　　　　　　　　　16

　2.紅白皂龍湯　　　　　　　　　　　17

　3.先通後補方　　　　　　　　　　　18

四、精液不液化症　　　　　　　　　　19

㈠濕熱下注型　　　　　　　　　　　　19

　1.加減固真湯　　　　　　　　　　　19

　2.清化湯　　　　　　　　　　　　　20

㈡陰虛火旺型　　　　　　　　　　　　21

　1.（金氏）液化生精湯　　　　　　　21

　2.化精丸　　　　　　　　　　　　　22

　3.（金氏）液化湯　　　　　　　　　22

　4.液化丸　　　　　　　　　　　　　23

　5.液化續嗣湯　　　　　　　　　　　24

　6.知柏地黃湯　　　　　　　　　　　25

　7.液精煎　　　　　　　　　　　　　26

　8.（郭氏）液化生精湯　　　　　　　27

　9.（王氏）液化湯　　　　　　　　　28

　10.液化益精湯　　　　　　　　　　29

　11.七寶美髯丹　　　　　　　　　　29

㈢痰瘀阻滯型　　　　　　　　　　　　30

　1.少腹逐瘀湯　　　　　　　　　　　30

2. 解凝化精湯　　31

3. 痰瘀液化湯　　32

4. 水蛭化精湯　　32

五、免疫性不育症　　34

1. 紅龍蛇消抗湯　　35

2. 消抗湯　　35

3. 知柏地黃丸　　36

4. 桃紅四物湯　　37

5. 調免毓麟湯　　38

6. 消抗方　　39

7. 益氣補血解毒湯　　41

8. 免不 II 號　　42

9. 抑抗轉陰湯　　43

10. 陰轉合劑　　44

11. 自擬中藥方　　45

六、男性不育統治方　　47

1. 養子湯　　47

2. 治精方　　47

3. 歸芍五子茶　　49

4. 蘇精湯　　49

5. （任氏）生精丸　　50

6. 添精種子丸　　51

7. 三才封髓湯　　52

8. （吳氏）益精丸　　53

9. 育子湯　　54

10. 直腸滴注文武毓麟湯　　55

11.黃子湯　56

12.固本填精湯　57

13.五子補腎丸合六味地黃丸　58

14.生精毓麟湯　59

15.海馬蛤蚧散　60

16.痰瘀並治方　61

17.補瀉並用方　63

18.（李氏）益精嗣育湯　64

19.補精方　66

20.五子育春丸　66

21.補腎助育湯　68

22.育胎丸　69

23.加味六味地黃湯　70

24.育精湯　71

25.壯陽益腎湯　72

26.再造回春丹　73

27.四君五子生精丸　74

28.三桑參杞湯　75

29.增精湯　76

30.殺蟲湯　78

31.龍膽瀉肝湯　79

32.加味芍藥甘草湯　80

33.補腎活血助育湯　82

34.育精續子丸　83

35.加味五子丸　85

36.補腎生精湯　86

37. 補脾溫腎湯　　　　　　　　　87

38. （陳氏）益精嗣育湯　　　　88

39. 補腎益精湯　　　　　　　　89

40. 歸脾湯　　　　　　　　　　91

41. 八子二仙湯　　　　　　　　92

42. 生精助育湯　　　　　　　　93

第二章　針灸療法　　　　　　　　95

　處方 1　　　　　　　　　　95

　處方 2　　　　　　　　　　96

　處方 3　　　　　　　　　　98

　處方 4　　　　　　　　　　99

　處方 5　　　　　　　　　　100

第三章　針藥結合療法　　　　　　103

　處方 1　　　　　　　　　　103

　處方 2　　　　　　　　　　105

第一章 中藥內服方

　　正常育齡夫婦雙方同居，有正常規律的性生活，未採用避孕措施，婚後 2 年或更長時間，女方不能受孕，或者雖能受孕、不能懷胎或分娩，而其原因歸於男方者稱為男性不育。男性不育又可分為原發性不育和繼發性不育兩類。原發性不育是指婚後從未生育過，繼發性不育是指婚後曾有生育史，而後再未生育者。根據發病原因可分為特發性精子異常不育（少精症、弱精症、死精症、無精子症）、精液不液化症、免疫性不育症、內分泌性不育、感染性不育、不明原因性不育等類型。中醫臨床根據不育的不同原因加以辨證用方。

一、精子減少症

　　精子減少症是指多次精液檢查均示精子計數（密度）低於 2 千萬／毫升或活力低下。近年，國內外專家把精子計數 2 千萬～2 億／毫升，定為正常界限。低於這個標準，睪丸生精功能明顯下降，生育的機率明顯下降。中醫認為本病主要由於腎精不足引起，故治療多從腎論治，或滋腎陰，或壯腎陽，或陰陽雙補。

1. 生精湯 ❶

【藥物組成】熟地 40 克，山萸肉、山藥、五味子各 20 克，淫羊藿 30 克，覆盆子、枸杞子、菟絲子各 25 克，澤瀉、茯苓、丹皮、車前子、龜板膠、鹿角膠各 15 克。

【加減變化】腎陰不足加肉蓯蓉、何首烏、女貞子、旱蓮草；精液

---

❶ 張志英，〈生精湯治療精子減少不育症 220 例〉，《吉林中醫藥》, 1989, (2): 14。

清稀之腎氣不足加黨參、韭菜子、附子、肉桂、巴戟天、鹿茸；精液中有紅細胞或膿細胞，加小薊、炒蒲黃、知母、黃柏、金銀花。

【功效】補腎生精。

【適應症】腎精虧損精少者。

【用藥方法】水煎服，每日1劑。

【臨床療效】治療220例，其中治癒（妻子懷孕或精液檢查各項指標正常者）86例；有效（精液檢查有好轉，或1項已達正常）112例；無效22例。總有效率為90%。平均服藥32劑。

【經驗體會】依臨床所見，精子減少性不育的原因，不外乎先天稟賦的不足，後天給養的缺乏；或早婚縱慾無節；或過食辛辣，飲酒無度；或精神抑鬱，精血暗耗，而致腎精不足，精子減少而不育。治宜補腎生精，本方由六味地黃丸合龜鹿二仙膠化裁而成。方中用血肉有情之龜膠、鹿角膠補腎填精，陰陽互濟，以平補腎中陰陽，共為主藥；配以六味地黃湯中之熟地、山萸肉、山藥合枸杞子滋補腎陰，配以澤瀉、車前子利腎濁固腎竅，以茯苓祛脾濕，丹皮清肝火，使補中有瀉，以瀉助補；以淫羊藿、菟絲子溫補腎陽，推動生精功能；以覆盆子、五味子滋腎固精，可防腎精無固丟失。諸藥合用，可達陰陽共補，補而不滯之功。如精子數目減少，為腎陰不足，當以滋補腎陰為主；如精子活動率減低，為腎陽不足，應以補腎陽為主；如精子畸形或精液中有紅細胞或膿細胞，為陰虛火旺，兼濕熱下注，應以滋陰降火，清利濕熱為主。宗以上原則靈活變通運用，可收到滿意療效。

2.聚精丸 ❷

【藥物組成】黃精、枸杞各20克，熟地、當歸、露蜂房、肉蓯蓉各15克，川斷、菟絲子、潼蒺藜、紫河車、知母、黃柏、女貞子、何首烏各10克。

---

❷ 熊式其,〈聚精丸治療精子減少症52例臨床報告〉,《江西中醫藥》, 1991, (2): 26。

【加減變化】偏陰虛去肉蓯蓉，加生曬參、龜膠；偏陽虛去知母、黃柏，加高麗參。

【功效】益腎生精。

【適應症】腎精虧損精少者。

【用藥方法】上藥焙乾研末，煉蜜為丸，15 克／每日 3 次，用淡鹽開水送服，1 個月為 1 療程。

【臨床療效】治療 52 例，經隨訪女方已生育者 20 例，精子數量較治療前增加者 17 例，無效 15 例。總有效率為 71.2%。

【經驗體會】精子減少症，筆者認為是由於縱慾勞損，腎氣受傷所致。腎主骨生髓而藏精，腎虛引起精髓虧損，命門火衰，生化無權，必然造成精子過少。聚精丸取黃精、熟地、紫河車、何首烏厚味之品填精補髓；菟絲子、續斷、蒺藜子、肉蓯蓉補腎助陽；佐以知母、黃柏清降相火，使機體陰實陽健，故能聚精種子。

3.仙子生精湯 ❸

【藥物組成】淫羊藿、黃芪各 30 克，附子 10 克。

【加減變化】腰痛加杜仲、巴戟；遺精加覆盆子、韭菜子，早洩加知母、黃柏、龜板；性功能減退加仙茅；睪丸脹痛加小茴香、烏藥；精子活動率低加重桂枝用量；精子形態正常率低加當歸、續斷；精液黏稠、液化差加丹皮、車前子；精液中有白細胞加敗醬草、蒲公英；精液中有紅細胞加蒲公英、旱蓮草。

【功效】溫腎壯陽，滋陰養血益精。

【適應症】精子稀少不育症。

【用藥方法】水煎服，每日 1 劑。

【臨床療效】治療 51 例，用藥 1 個月以上，女方生育 14 例，精液

---

❸ 湯清明，〈仙子生精湯治精子稀少不育症 51 例〉，《江西中醫藥》，1991，(3)：19～20。

正常 11 例，好轉 16 例，無效 10 例。總有效率為 80.4%。

【經驗體會】本方用治腎精虧損之精子減少症，方中以淫羊藿、附子、蛇床子、菟絲子溫腎壯陽為方中主藥；配以熟地、枸杞滋陰養血益精，以陰中求陽；黃芪、白朮健脾益氣，以後天培育先天；以桂枝溫經通行腎脈，龍骨澀精止遺。

4. 益腎生精湯 ❹

【藥物組成】山萸肉、淫羊藿各 12 克，熟地 20 克，茯苓 15 克，山藥、枸杞各 18 克，高麗參 6 克，丹皮、炙甘草各 10 克。

【功效】益腎生精。

【適應症】腎精虧損精少者。

【用藥方法】加水 800 毫升煎至 400 毫升，早晚分服，每日 1 劑。15 日為 1 療程。

【臨床療效】服藥 2 ～ 3 個療程後，成功（自覺症狀消除，女方妊娠）50 例，有效（自覺症狀減輕，精子數目明顯增加）6 例，無效 4 例。

【經驗體會】本方由六味地黃丸化裁而成。方中山萸肉、熟地、山藥共用以肝、脾、腎三陰並補而以補腎陰為主，配茯苓利脾濕，丹皮清肝火，使補中有瀉；以枸杞子滋腎添精，且色赤屬火，又有補陽之效；以淫羊藿溫補元陽，有陽中求陰之義；高麗參配山藥以健脾益氣，培固後天；甘草調和諸藥。諸藥同施，則腎自強，精自生。

5. 補腎益精湯 ❺

【藥物組成】枸杞子、黃芪各 30 克，茯苓、製首烏各 20 克，菟絲子、淮山藥、肉蓯蓉、當歸、澤瀉各 15 克；覆盆子、車前子各 12 克，五味子、鹿角膠（烊化服，或用鹿茸 1 克沖服）、紅參（另煎同服）、陳

❹ 張三品，〈益腎生精湯治療男子少精症 60 例〉，《江蘇中醫》，1991，(6)：16。

❺ 段登志，〈補腎益精湯對少精子不育症 76 例療效觀察〉，《雲南中醫雜誌》，1992，(6)：13 ～ 14。

皮、路路通各 10 克。

【加減變化】腎陰虛去鹿角膠，加丹皮、知母；腎陽虛加附片、肉桂；有瘀血加丹參、紅花；濕熱去紅參、黃芪、鹿角膠，加蒼朮、黃柏、薏苡仁。

【功效】補腎益精。

【適應症】腎精虧損精少者。

【用藥方法】每日 1 劑，水煎分 3 次服，30 日為 1 療程。

【臨床療效】治療 76 例，用藥 1～6 療程後，顯效 34 例（其中使女方受孕 12 例），有效 37 例，無效 5 例。總有效率為 93.4%。

【經驗體會】腎藏精，主持人體的生殖與繁衍，故少精子症引起的不育，多以腎虛為主。因此，筆者自擬補腎生精湯，以填精補髓、疏利腎氣的五子衍宗丸為基礎方，配製首烏補腎益血而不膩滯；鹿角膠為血肉有情之品補腎陽、益精血之效力強；又有甘潤作用而補腎壯陽的肉蓯蓉，使補而不燥；因精血可互化，故方中以人參、黃芪、當歸補氣生血化精；茯苓、淮山藥、陳皮健脾生血；路路通具通透之性而疏通精道；澤瀉瀉腎降濁，可防止補益之品滋膩太過。全方合用，補腎生精，益氣養血，為治療腎虛少精症之不育良方。需要指出的是，患者要耐心配合治療，勿隨便停藥，否則會影響療效。

6. 五四求嗣湯 ❻

【藥物組成】枸杞子、覆盆子、五味子各 15 克，菟絲子、車前子（包）、茯苓、續斷各 12 克，白朮、淫羊藿各 20 克，人參 5 克，甘草 6 克。

【加減變化】精子數量少加黃芪 20 克；精子成活率低加鹿茸 2 克，肉桂 10 克；精子活動力弱加附子 15 克；精子畸形加紅花 15 克，桃仁 20 克。

【功效】益腎生精。

---

❻ 姬曰海，〈自擬五四求嗣湯治療男性少精不育症 89 例〉，《雲南中醫雜誌》，1993，(1)：25。

【適應症】腎精虧損精少者。

【用藥方法】每日1劑，水煎服，1個月為1療程。

【臨床療效】治療89例，其中治癒（女方妊娠）42例，好轉29例，無效18例。服藥時間最短者64天，最長者170天，平均92天。

【經驗體會】中醫認為男子少精不育與腎最為密切，其發病機理不外乎先天不足，腎精虧損；或命門火衰，精冷不成熟；或後天乏源，先天失養，交合之精不能成孕。筆者認為精子的生成依賴於腎陰的滋養和腎陽的溫煦，有無生育能力，完全取決於真陰真陽的盛衰。本方取淫羊藿、菟絲子、續斷溫補腎陽，提高生精功能為主藥；配以枸杞子滋腎益精血；以覆盆子、五味子固腎斂精；以茯苓、白朮、人參健脾益氣，培育後天；車前子利腎濁，通精竅，以瀉助補；甘草調和諸藥。諸藥合用，腎精得充，生精有源，少精症自癒。

7.（趙氏）益精丸 ❼

【藥物組成】枸杞子、車前子、菟絲子、五味子、覆盆子、生地、山藥、山茱萸、澤瀉、茯苓、丹皮、當歸、黨參、白芍、鹿角膠、蜈蚣。

【功效】補腎生精。

【適應症】腎精虧損精少者。

【用藥方法】煉蜜為丸，每丸9克，1丸／每日2次，淡鹽開水選服，3個月為1療程。

【臨床療效】治療45例，用本方治療1個療程，結果治癒38例，顯效3例，無效4例。總有效率為91.2%。精子密度、精液量、精子IV級活動百分數、精子畸形率治療前後比較有非常顯著改善，精子存活率亦有顯著改善。

【經驗體會】腎藏精，主生殖，精少不育當以補腎為先。益精丸是

---

❼ 趙霞，〈益精丸治療少精不育症的臨床報導〉，《中國醫藥學報》，1994，(4)：26～27。

根據虛弱型少精症的證治規律而組合的，由五子衍宗丸合六味地黃丸為基本方加味而成。五子衍宗丸填補精氣，秘攝元陽，為治療男性不育的傳統方；六味地黃丸滋補肝腎而重在補腎陰；加用鹿角膠血肉有情之品以補腎生精；黨參、當歸、白芍藥補氣生血以資化源；配用蜈蚣，一則引藥下行，再則促進排精，並改善性功能；用淡鹽水送服，以鹹入腎，使藥力直達病所。如此組方，共奏補腎生精、調和陰陽、兼補氣血之效。

8.首烏黃精湯 ❽

【藥物組成】何首烏、黃精、黃芪、淫羊藿、枸杞子、菟絲子、紫河車各 12 克。

【功效】益腎生精。

【適應症】精子減少症。

【用藥方法】2 日 1 劑，水煎，送服硫酸鋅片 25 毫克，30 日為 1 療程。

【臨床療效】治療 129 例，3 個療程後，結果臨床治癒 42 例，占32.5%；顯效 55 例，占 42.6%；有效 26 例，占 20.2%；無效 6 例，占 4.7%。總有效率 95.3%。

【經驗體會】中醫學認為，腎藏精，為生殖之本；脾為氣血生化之源，精子減少與脾腎關係極為密切。故本方選用補腎養精的何首烏和健脾益氣的黃精為主，配仙靈脾辛溫入腎，助陽生精；枸杞子、菟絲子生精固精；紫河車大補氣血，使血旺精生；鋅參與胱氨酸、蛋氨酸、維生素 A 的代謝，能促進精子的生長發育，在生育中具有較好的調節作用。本方具有明顯改善症狀，提高精子質量，提高血清睪丸酮和血鋅等作用。

---

❽ 戴西湖，〈首烏黃精湯治療精子減少所致不育症 129 例〉，《中國中西醫結合雜誌》，1995，(1)：43。

9.助精湯 ❾

【藥物組成】女貞子、旱蓮草各15克，仙靈脾、仙茅、菟絲子、熟地、黨參、製首烏各12克，當歸、山萸肉、巴戟天、蜂房、枸杞子、黃芪各10克。

【加減變化】若精液中有白細胞及膿球，上方酌加二花、土茯苓、敗醬草；精液不液化可加服知柏地黃丸，肝鬱氣滯者酌加青皮、柴胡、綠萼梅等藥。

【功效】補腎填精，益氣養血。

【適應症】少弱精症。

【用藥方法】每日1劑，水煎服，20日為1療程。每一療程化驗精液一次，服藥期間禁房事。

【臨床療效】治療40例，痊癒（精液常規檢查各項指標均恢復在正常範圍；或服藥後其妻妊娠者）31例，占77.5%；有效（臨床症狀有改善，精液化驗常規指標均比治療前提高）7例，占17.5%；無效（治療前後對比，臨床症狀體徵及精液常規檢查各項指標無明顯改變）2例，占5%。總有效率95%。治療時間最短20天，最長100天。

【經驗體會】男性不育症近年來在臨床治療中逐漸增多，其機理多由腎虧、精虛、氣血不足所致，中醫認為「腎藏精，主生殖」。故治療當以補腎填精，益氣養血為主。對精液量少，精子數較少，活動率低下所致不育症患者療效滿意。對不育症患者以藥物治療為主，但對精神方面治療不容忽視，要寬慰他（她）們樹立信心，克服消極、緊張情緒，不要急於求成，消除埋怨心理，不要隨便放棄有利的治療時機，夫妻相互關心體貼，在醫生指導下按時用藥及其它方面的治療，有助於提高療效，從而達到生育之目的。

---

❾　劉時嚴，〈助精湯治療40例少弱精症臨床療效觀察〉，《陝西中醫學院學報》，1996，(2)：14。

10.**補腎益精方 ❿**

【藥物組成】菟絲子 20 克，何首烏、肉蓯蓉、熟地各 15 克，枸杞子、丹參、牡丹皮、淫羊藿、巴戟天、鎖陽、山茱萸、覆盆子、女貞子各 12 克，桃仁、紅花、海馬、蛤蚧各 6 克，鹿角膠、山藥、龜板膠各 10 克。

【加減變化】兼有肝膽濕熱或下焦濕熱者，可先用龍膽瀉肝湯或萆薢分清飲治療，濕熱清除後方可用主方治療，以免火上加油，助濕熱而留邪；兼併高泌乳素血症者合用柴胡、白芍、麥芽、甘草。

【功效】補腎益精。

【適應症】重症少精子症。

【用藥方法】上藥每日 1 劑，水煎服，3 個月為 1 療程。

【臨床療效】25 例中，痊癒（配偶已孕產者，或精子密度 $> 20 \times 10^9$/L，活力正常者）19 例（配偶已孕產者 17 例，精子密度 $> 20 \times 10^9$/L 者 2 例）；有效（精子密度比原來大幅度增加而 $< 20 \times 10^9$/L 者）2 例；無效（精子密度改善不大或減少者）4 例（其中 2 例為婚後患腮腺炎併發嚴重睪丸炎者，2 例為合併高泌乳素血症伴性慾亢進者）。服藥時間最短者 5 個月，最長者 2 年半。

【經驗體會】補腎益精方為五子衍宗丸與附桂八味丸化裁組成。五子衍宗丸具補腎壯陽，益氣填精，有類似性激素和促性腺激素的效果，能使睪丸組織曲細精管間質細胞得到改善和恢復，增強了生精和分泌激素，促進造精，使曲細精管腔內成熟精子明顯增多，重用含卵磷脂較多的何首烏可促進細胞的新生和發育，附桂八味丸補腎益精、溫壯腎陽，對循環系統有較強的改善作用並與微循環有密切的關係，而且還有對網狀內皮系統的調整作用。方中還重用活血祛瘀的藥物桃仁、紅花、丹參、牡丹皮等，以增強睪丸組織毛細血管的灌注量，改善局部微循環，增強

❿ 羅建輝，〈補腎益精方治療重症少精子症 25 例〉，《新中醫》，1997，(7)：43。

局部氧及營養物質的供應和局部組織所產生廢物的排泄，促使補腎益精藥物直達病所，啟動仍處於「休眠」不活躍狀態的精原細胞及精母細胞、精子細胞，促使其加速發育成熟為具有正常受孕能力的精子。

重症少精症的致病原因很多，或先天不足或後天失調，但臨床上較常見的病因多為肝腎虧虛，腎精不足，腎剛虛衰，腎陰虧損，氣血不足，精血不能互生；或肝膽濕熱，下焦濕熱，致濕熱擾亂精室；或氣滯血瘀，瘀阻精絡，氣血精津不能布輸而影響造精功能。因此治療上首先要辨明疾病的標本緩急輕重。兼夾之標症嚴重影響主症時，首先必需重視治療標症，標症治癒才能應用主方，直達病所，不致助濕熱以留邪或助瘀滯邪而影響治療效果。

二、死精子症

死精子症是指精液檢查死亡精子在 40% 以上或精液中的精子活動率小於或等於 60% 者。精子功能成熟需充足的氧氣及營養物進行正常代謝，當男性附屬性腺及精道感染為主的病變存在時可誘發精子活動減少、不活動以至死亡。

1. 益腎壯精湯 ⓫

【藥物組成】仙靈脾、黃芪各 15 克，菟絲子、當歸各 12 克，熟地 30 克，桃仁 9 克，紅花、川芎各 6 克。

【加減變化】腎虛甚加製首烏、鎖陽；氣虛甚加黨參、淮山藥；瘀血甚加三棱、莪朮。

【功效】滋陰活血。

【適應症】腎陰虧虛型死精子症。

【用藥方法】每日 1 劑，水煎服，30 日為 1 療程。

⓫ 歐春等，〈182 例死精過多症臨床觀察〉，《上海中醫藥雜誌》，1990, (5): 28 ～ 29。

【臨床療效】治療 182 例，經 1 ～ 3 療程後，其中治癒（症狀消失，精液化驗正常，女方妊娠）67 例；顯效（症狀部分消失，精子活動率高於 60%）57 例；有效（症狀減輕，精子活動率高於或等於 40%）36 例；無效 22 例。總有效率 87.9%。

【經驗體會】中醫認為，先天不足，或後天失養，或久病傷腎，腎之精氣不足，則氣之功能障礙，血液運行遲緩，血液凝澀不能通暢，後天之精不能正常運用，乃致腎虛精虧，出現死精過多症。根據病機，選用仙靈脾、菟絲子溫補腎陽，意在鼓舞腎氣；黃芪益氣健脾，以資後天之本；熟地滋腎養血、填補真陰；當歸補養陰血、柔肝和血；桃仁、紅花活血祛瘀，疏通經絡；川芎活血行氣，通達氣血，使補而不滯。諸藥合用，共成補益腎氣、活血壯精之功，使氣血調暢，精氣旺盛，則生育有望。

2. 淫羊藿湯 ⑫

【藥物組成】淫羊藿、車前子（包煎）各 30 克，肉蓯蓉、女貞子、枸杞子、白芍、山萸肉、旱蓮草、黃芪各 15 克，菟絲子、製首烏、當歸、續斷各 20 克，甘草 6 克。

【加減變化】精關不固，遺精、滑精、早洩者去肉蓯蓉，加鎖陽、芡實、金櫻子；陽痿不舉加補骨脂、巴戟天、核桃肉、鹿茸；精子數少、活力差加紫河車、鹿角膠、龜板膠；偏氣虛加大黃芪量，並加黨參、白朮；合併前列腺炎、精囊炎者加金銀花、知母、黃柏、蒲公英。

【功效】補腎壯陽，煦暖精宮。

【適應症】腎陽虛型死精子症。

【用藥方法】每日 1 劑，水煎服。

【臨床療效】治療 300 例，其中痊癒（精液檢查正常且女方已受孕）120 例，占 40%；有效（精液檢查精子成活率 > 60%）140 例，占 46.7%；

⑫ 周洪，〈淫羊藿湯治療死精子過多症 300 例〉，《吉林中醫藥》，1991，(2)：17。

無效（精液檢查精子成活率＜60％）40 例，占 13.3％。總有效率 86.7％。

【經驗體會】腎藏精，為生殖發育之源，腎精充足，才能產生精子。精液為陰，精子為陽。精子數目多少受腎陰影響較大，存活率高低由腎陽的盛衰決定。故治療死精子症當以溫腎壯陽、滋陰益腎為法。方中淫羊藿、肉蓯蓉、菟絲子、山茱萸、旱蓮草、續斷滋陰益腎，於補陽之中寓於補陰，使陽得陰助而生化無窮。因精血互化，用當歸、白芍、製首烏補血填精。黃芪補氣，使氣血旺盛，生精正常。車前子瀉腎中之虛火以防助陽生熱，甘草和中補氣。諸藥共奏溫腎填精，補益氣血之效，驗於臨床，每獲良效。

3. 生精育種湯 ⓭

【藥物組成】生地、赤芍、川萆薢、肉蓯蓉、菟絲子、枸杞子各 15 克，黃柏、丹皮各 10 克，車前子、淫羊藿各 20 克，紫河車 30 克。

【加減變化】陰虛明顯加大生地量；陽虛甚倍淫羊藿；濕甚重用萆薢；熱甚重用黃柏。

【功效】補腎生精，利濕降火。

【適應症】腎精不足兼有濕熱所致死精症。

【用藥方法】每日 1 劑，水煎服，或製成蜜丸 1 丸（20 克）／每日 3 次，口服，1 個月為 1 療程。

【臨床療效】治療 40 例，治癒和顯效 32 例，無效 4 例。總有效率 90％。

【經驗體會】死精的原因係生精功能缺陷所致，或與精子通過有炎症的附睪、前列腺、精囊有關。中醫認為濕熱之邪蘊結下焦，下注精室，耗傷陰精，所以本證治療宜以清熱利濕、滋陰瀉熱、補腎養精為第一要旨。方中以肉蓯蓉、菟絲子、枸杞子、淫羊藿補腎生精；紫河車大補氣血以使精生有源；以車前子利水竅且堅腎精；生地、黃柏、丹皮滋陰清

⓭ 李留記，〈生精育種湯治療死精症 40 例報告〉，《江西中醫藥》，1995，(3)：16。

熱利濕；以萆薢祛濕濁；濕熱相合，則易血行不暢，故以赤芍活血化瘀。諸藥合用，可補腎生精，補中有攻，祛邪而不傷正，可治療死精。臨床觀察表明，大多數患者服藥 1 個療程後，精子的成活率有較大幅度的上升，甚至升至正常，但不能就此停藥，當鞏固 1 ～ 3 療程。

三、無精子症

　　無精子症是指精液化驗三次以上，均未發現精子，或經精液離心檢查仍未發現有精子者。屬於中醫的「無子」、「不育」範疇，中醫一般將本症分為腎虛與瘀血兩類：腎虛型症見無精子，偏陽虛者精液稀薄，腰膝酸軟，畏寒肢冷，性慾低下，面色恍白無華，舌淡苔白，脈沉弱無力；偏陰虛者腰酸神疲，頭暈耳鳴，五心煩熱，少寐健忘，遺精，性慾亢進，口乾咽燥，舌紅苔少，脈細數。瘀血型症見精道瘀阻，無精子，不育，胸脅脹痛，胸悶食少，口苦心煩或伴性慾低下，睪丸隱痛、墜脹或重度精索靜脈曲張。舌質暗紅，可見瘀點，脈弦或澀。

㈠腎虛型

1.十子六君湯 ⓮

　　【藥物組成】菟絲子、桑椹子、五味子、枸杞子、女貞、金櫻子、破故紙、車前子、蛇床子、覆盆子、白朮、雲苓、半夏、黨參、炙甘草、陳皮。

　　【功效】健脾益腎，填精。

　　【適應症】用於少精或無精症，屬腎氣不足或脾腎兩虛者。症見精神倦怠，食少便溏，腰酸乏力，頭暈耳鳴，或伴有遺精、陽痿等。

　　【用藥方法】水煎服，每日 1 劑，或蜜丸。

⓮ 張世雄，〈中醫治療無精子症的臨床經驗〉，《陝西中醫》, 1985, (4): 165。

【療效】驗案二則。

【經驗體會】腎氣不足，則腎虛精冷而難化，或中氣虧損，化源不充，則精少甚至無精而無子，腎開竅於耳，腦為髓海，腰為腎之外腑，腎虛必見頭暈耳鳴，腰酸乏力，陽事亦痿，腎氣不能固攝，則遺精。中陽不運，故食少，便溏；氣血虧虛，心神失養，故精神倦怠。治宜補腎氣，添精髓，健脾。本方由五子衍宗丸合六君子湯化裁而來，方義旨在以十子補腎益精，而以六君益氣健脾，使氣血充，精氣盛而有子。何首烏功在補肝腎，益精血，為方中君藥；菟絲子、桑椹子、枸杞子、女貞子、五味子、覆盆子、金櫻子皆為滋補肝腎，添精益髓之品，更能收斂固澀以固護腎精；破故紙、蛇床子可溫腎壯陽，有陽助陰長之妙；脾腎氣虛，易生痰濕，胃失和降，故方中以六君子湯以益氣健脾，和中降逆，化痰祛濕；以車前子利下焦濕濁，以堅腎固精。全方共奏補益脾腎，添精種子之功。

2.興陽生精丹 ⓫

【藥物組成】淫羊藿、菟絲子、枸杞子、巴戟肉、魚鰾膠、山羊睾丸、雄蠶蛾、胎盤、肉蓰蓉、韭菜子各占 6%，紅花、何首烏、熟地、仙茅各占 5%，鹿茸、補骨脂各占 4%，油肉桂、熟附子、當歸、丹參各占 3%。用雷公炮製法分別炮製。

【功效】補腎壯陽生精。

【適應症】無精症。

【用藥方法】粉碎過 200 目篩，取浮於大米粥表層稠汁適量，和藥面，製成水泥，丸如綠豆大。10 克／每日 2 次，淡鹽湯沖服，3 個月為 1 療程。忌煙、酒、棉油。

【臨床療效】治療 25 例，其中治癒 7 例，好轉 13 例，無效 5 例。

⓫ 王廣見，〈興陽生精丹治療無精症 25 例臨床觀察〉，《貴陽中醫學院學報》，1994，(3)：45～46。

【經驗體會】無精子症首責之於腎虛，腎虛與下丘腦—垂體—性腺軸功能障礙有關。故治宜溫陽補腎益精，方中肉桂、附子溫補命門，激發生精的原始動力；仙茅、淫羊藿、巴戟天、補骨脂、肉蓯蓉溫養腎氣，提高生精功能；何首烏、熟地滋補腎陰，增加生精物質基礎。鹿茸、魚膘膠、羊睪、胎盤、雄蠶為血肉有情之品，促進精血互生；人參、當歸益氣養血生精；枸杞子、菟絲子、韭菜子蘊含生髮之機，滋陰和陽；丹參活血化瘀，改善性器官血液循環，從而提高生精功能。現代藥理證明興陽生精丹有雄性激素樣作用，改善內分泌，提高精漿中的鋅、錳水平。例如，巴戟天、菟絲子、仙靈脾、仙茅、枸杞、肉蓯蓉、當歸等能使大鼠垂體前葉、前列腺與精囊顯著增加，促進幼齡小鼠睪丸的生長發育，顯著增加去勢大鼠的附性器官的重量。

3.生精通關湯 ❶⑥

【藥物組成】生地、熟地、菟絲子、石菖蒲、蛇床子各30克，枸杞子20克，刺五加、淫羊藿、王不留行、韭菜子、路路通、當歸各15克，赤芍、白芍各10克，橘核12克，蜈蚣3條。

【加減變化】氣虛乏力加黨參、黃芪；陰虛加麥冬、知母、何首烏、桑椹、黃精；陽虛加附子、細辛、鹿膠、巴戟天；夾瘀加丹參、川芎、細辛、炮穿山甲、紅花。

【功效】補腎填精，活血通竅。

【適應症】腎虛型無精子症。

【用藥方法】每日1劑，水煎服。

【臨床療效】治療40例，其中痊癒30例，顯效6例，無效4例。總有效率90%。

【經驗體會】無精症的形成，當責之於先後天兩端，先天睪丸發育不良者，藥物難效，因後天而致者，責之於年少手淫過頻，成年後房勞

---

⑯　葉光宇，〈生精通關湯治療無精子症40例〉，《河北中醫》，1994，(4)：22。

過度致腎中精氣衰竭，或情志內傷，氣機不暢，肝鬱化火，克脾灼絡，造成瘀血痰濕閉阻精關，精蟲難出。故方以人參、黃芪、刺五加、蛇床子、枸杞子、菟絲子、淫羊藿、韭菜子、生熟地以補腎生精，增強性功能，提高精子的質量和精子的再生；以橘核、路路通、王不留行、赤白芍、石菖蒲、蜈蚣等疏肝理氣，活血通絡。

(二)氣滯血瘀型

1.產精湯 ❼

【藥物組成】當歸 20 克，川斷、丹參、金銀花各 15 克，赤芍、白芍、王不留行、路路通、香附、菟絲子、山萸肉各 9 克，生地、熟地各 20 克，山藥、仙靈脾、川楝子各 12 克，橘核 10 克，丹皮、甘草各 6 克。

【加減變化】4 個療程精子數目未見升者，加服維生素 C 100 毫克，強的松 2.5 毫克，每日 3 次。後期均配服金匱腎氣丸鞏固療效。

【功效】化瘀散結，補腎填精。

【適應症】氣滯血瘀型無精子症。

【用藥方法】水煎服，每日 1 劑。30 劑為 1 療程，療程間隔 5 日。

【臨床療效】治療 5 例，精子數目均上升到或接近正常值，質量改善。有 3 例已育子女，1 例其妻已懷孕；另 1 例精子數目上升至 5000 萬／毫升，活力 60%，畸形 20%。

【經驗體會】梗阻性無精症多屬肝氣鬱結、脈絡瘀阻而兼精虧陽虛，故以理肝氣、行瘀血、補腎精為治療原則。本方用當歸、赤芍藥、丹參活血化瘀；橘核、香附、川楝子疏肝行氣；王不留行、路路通散結通絡；白芍、熟地養血益陰；菟絲子、山藥、仙靈脾、山茱萸填精助陽；銀花、生地、丹皮解毒化瘀。諸藥合用，使肝氣疏，氣血行，精道通。服藥期間可能有輕度腹脹、食慾減退，這屬正常，1 ～ 2 天即消失或緩解。服

---

❼ 郭長城，〈活血化瘀治療慢性梗阻性無精症 5 例〉，《山東中醫雜誌》，1988, (2): 25。

藥的劑數與結婚時間的長短及年齡成正比。服藥期間精液質量明顯改善，精量和精子數目明顯上升，但停藥後其精子數目多恢復到治療前水平，故當堅持服藥。

2.紅白皂龍湯 ⑱

【藥物組成】紅花 15 克，白毛夏枯草 30 克，皂刺 10 克，地龍 12 克，澤蘭 10 克，車前子 15 克，澤瀉 15 克。

【加減變化】濕熱明顯者，加銀花、蒲公英、川柏、黃芩；濕熱不顯者，加川牛膝、香附、赤芍。

【功效】清熱利濕解毒，活血化瘀通絡。

【適應症】瘀血型無精子症。

【用藥方法】每日 1 劑，水煎服，20 日為 1 療程，每 1 療程後作 1 次精液常規。

【臨床療效】治療 56 例，其中痊癒（治療 1 ～ 3 個療程後，精液檢查；精子數達 0.6 億 / 毫升以上，活動力良好，畸形數少於 20%）50 例，占 89.3%；好轉（治療 3 個療程後精子數在 0.2 ～ 0.6 億 / 毫升）4 例，占 7.1%；無效（精液檢查無明顯改善）2 例，占 3.6%。總有效率 96.4%。

【經驗體會】無精子症的診治貴在辨明虛實，故不宜墨守成規，動輒用補，以免犯實實之誤。臨床中尚有虛實並存者，擬先從實施治，再補其虛。另有患痄腮併發睪丸炎後致無精子者，睪丸萎縮故而療效極差。紅白皂龍湯為先師名老中醫宗敦義所創，宗師認為之所以無精子是因患者濕熱素盛，下注日久，瘀阻睪丸經絡，故雖有精液而精子不得出。治當清熱利濕解毒，活血化瘀通絡為法。方中紅花、赤芍、澤蘭活血祛瘀；皂刺、地龍通利經絡；白毛夏枯草、銀花、蒲公英、川柏、黃芩清熱解毒；車前、澤瀉利水通淋；香附疏肝理氣；牛膝引諸藥直達患處。諸藥合用，則溫熱除，瘀阻通，精子自當出矣。

⑱　金義，〈紅白皂龍湯治療無精子症 56 例〉，《中國中醫藥科技》，1998, (3): 143.

3. 先通後補方 ⑲

自擬化瘀通精湯

【藥物組成】當歸 20 克，桃仁 15 克，紅花 15 克，赤芍藥 15 克，枳殼 12 克，川牛膝 30 克，枸杞子 30 克，菟絲子 20 克，車前子 15 克 (布包)，王不留行 15 克，穿山甲 12 克，木通 10 克，桂枝 12 克，郁金 12 克，白芥子 12 克，甘草 9 克。

【功效】疏通精道，輔以補腎。

補腎益精湯

【藥物組成】生地、熟地各 24 克，山藥 15 克，山茱萸 12 克，枸杞子 30 克，五味子 12 克，菟絲子 30 克，淫羊藿 30 克，黃芪 30 克，海狗腎 1 條，車前子 15 克，王不留行 15 克，肉蓯蓉 15 克，甘草 9 克。

【功效】補腎益精，佐以疏通。

【用藥方法】水煎服，隔日 1 劑，15 劑為主療程。先服化瘀通精湯，鏡檢精液中有精子後改服補腎益精湯。

【加減變化】睪丸墜脹疼痛者加川楝子、延胡索；小便混濁或精液鏡檢有膿球及白細胞者加黃柏、萆薢、金銀花、蒲公英；陽痿早洩，性功能減退者，加製附子、鎖陽；氣虛者加黨參、黃精；陰虛者加黃柏、知母；素嗜肥甘、痰濁內盛者加半夏、陳皮、白芥子。

【臨床療效】經 1～3 個療程治療，13 例中，9 例痊癒 (女方懷孕 7 例)；3 例有效 (精子數目達 $(30～50) \times 10^9$/L，活動率達 50～60%)；無效 1 例 (經服藥 2 個療程精子數目 $< 10 \times 10^9$/L)。總有效率 92.3%。

【經驗體會】中醫認為，肝主疏泄，性喜條達。情緒抑鬱，致肝氣鬱結，氣滯血瘀；或形體肥胖，嗜食肥甘，致痰濕下注；或外傷損及生殖器，使瘀血敗濁阻塞精道，特別是外傷或精索靜脈曲張後，陰囊局部靜脈擴張，血液瘀積，增加了陰囊內的溫度，使睪丸缺血，造成生精及

---

⑲ 黃全法，〈先通後補治療阻塞性無精子症 13 例〉，《河北中醫》，2000, (1): 60。

精子排出障礙，因此，精道瘀阻是導致無精子症的重要原因之一，化瘀通精則是治療無精子症的關鍵環節。故治療上宜先通其精道，後補其精源。化瘀通精湯方中以血府逐瘀湯活血化瘀，疏肝解鬱；輔以枸杞子、菟絲子、山茱萸滋補肝腎；王不留行、穿山甲、白芥子、木通化瘀通精，且木通能宣通氣血，穿山甲能走竄經絡，無處不到。精道既通，則用補腎益精湯以培補肝腎，助精血化生精源。臨證時，不可一見無精症，即言先天不足而大補肝腎，使瘀者更瘀。只有審證求因，通中寓補，補中寓通，或先通後補，才能收到理想效果。

四、精液不液化症

精液不液化是指射入女方陰道的精液遲遲不會液化，始終成膠凍狀或團塊狀，因而導致受精障礙。在實驗室中，精液排出體外後在室溫或 37℃ 水浴溫箱中，若 60 分鐘不液化，或 60 分鐘仍含有不液化的凝塊，就認為精液不液化。本病是導致男性不育的常見原因。中醫認為，本病多因於陰虛火旺、濕熱下注、痰濁阻滯等引起。治療時分別採取滋陰降火，清熱利濕，化痰通經等。

㈠濕熱下注型

1.加減固真湯 ❷⓪

【藥物組成】柴胡、升麻、羌活、當歸、知母、黃柏、龍膽草、銀花、蒼朮、澤瀉、丹參、車前子、桑椹子、甘草。

【加減變化】腎陽虛加巴戟天；腎陰虛加服知柏地黃丸；脾虛加山藥、白朮；精子減少加菟絲子、枸杞子；血精加白茅根、地榆。

【功效】清熱祛濕。

---

❷⓪ 蔡慶堂，〈加減固真湯治療精液不液化 88 例臨床觀察〉，《北京中醫》，1993, (4): 27。

【適應症】濕熱內蘊型精液不液化症。

【用藥方法】每日 1 劑，水煎服。

【臨床療效】治療 88 例，其中治癒 44 例（女方懷孕 25 例），顯效 27 例，無效 17 例，總有效率 80.7%，平均治療 35 日。

【經驗體會】精液不液化，使精子發生凝集或抑制精子正常通過子宮頸而造成不育。現代醫學認為精液的液化物質來源於前列腺和尿道球腺的分泌液。這些附屬腺的感染多屬於中醫濕熱下注的範疇。故治宜清熱祛濕，加減固真湯方中二妙散加龍膽草、羌活是治療濕熱蘊結的要藥；萆薢善治尿濁除濕；配升麻、柴胡能升清降濁；當歸養血，知母、桑椹滋陰補腎；二花、澤瀉、車前子清熱解毒利濕，引火從小便而出；仙靈脾溫陽化濕，以防寒涼之過；丹參、當歸養血活血；甘草調和諸藥，全方共奏益腎清熱利濕，調暢氣機之功。

2. 清化湯 ㉑

【藥物組成】當歸 12 克，澤瀉、黃柏、木通各 9 克，丹皮、香附、知母各 10 克，杜仲、茯苓各 12 克，菟絲子、赤芍、女貞子各 15 克。

【功效】清熱利濕，祛瘀化濁。

【適應症】濕熱內蘊型精液不液化症。

【用藥方法】每日 1 劑，水煎服。

【臨床療效】治療 12 例，服藥 18～24 劑後，檢查精液常規均正常，其中 8 例已生育。

【經驗體會】精液不化的病因病機，是由於素體腎陰虧虛，加之勞累及房事過頻，以致陰精虧損，陰虛陽亢，遂生濕熱，津液被灼，以致精液不液化，精子活動力差。本方選當歸、赤芍藥、丹皮養血活血涼血；杜仲、菟絲子、女貞子調補腎精；澤瀉、木通、黃柏、茯苓清熱利濕；香附理氣；知母滋陰瀉火。全方共奏涼血滋陰益腎、清利濕熱，能促使

㉑ 于華香，〈清化湯治療精液不液化性不育症 12 例〉，《四川中醫》，1993, (10): 36。

精液液化，增加精子的數量及活動能力。

㈡陰虛火旺型

1.（金氏）液化生精湯 ㉒

【藥物組成】丹皮、地骨、赤芍、白芍各 9 克，生地 12 克，麥冬 15 克，玄參 12 克，生牡蠣 30 克，浙貝母、枸杞子各 12 克，丹參 15 克，山萸肉 9 克，金銀花 18 克，連翹 9 克，夏枯草 12 克，柴胡、竹葉、茯苓各 9 克，仙靈脾 12 克。

【功效】滋陰清熱，活血化精。

【適應症】陰虛火旺之精液不液化不育症。

【用藥方法】水煎服。每日 1 劑，服 3 天停 1 天，共服 24 劑為 1 療程。

【臨床療效】30 例經治療後，女方受孕者 18 例（16 例檢查精液正常，2 例未能追查化驗結果）；精液化驗全部正常，但女方尚未受孕者 6 例；無效 6 例。總有效率 80%。

【經驗體會】本方治證為陰虛火旺之精液不液化。方中丹皮、地骨皮、白芍、生地、茯苓係清經湯的主藥，原方是治療血熱型月經先期量多的方子，本方滋陰清熱涼血，意在清其火，不必瀉其水，使熱去存陰。中醫學認為，腎火偏旺，熱灼津液，可致精液黏稠而不液化，清經湯既能清熱涼血，又可滋陰生津，故可收清腎火增陰液之功。玄參、生牡蠣、浙貝合為消瘰散，此方清熱化痰，軟堅散結兼顧肝腎之陰；生地、麥冬、玄參恰為增液湯，本方意在增液潤燥；山萸肉既能補益肝腎，又善收斂固澀，既能補陰，又能補陽；金銀花、連翹、夏枯草係清熱解毒軟堅散結之品；赤芍、丹參可加強清熱涼血、活血化瘀之功；柴胡疏肝理氣解鬱；茯苓淡滲健脾利濕，再加竹葉清上導下，清熱利濕除煩，使熱有出路；枸杞子甘平質潤，有滋補腎精，養陰益血之功；仙靈脾辛甘溫補壯

㉒ 金維新，〈液化生精湯治療男性不育症 30 例〉，《山東中醫學院學報》，1984,（2）: 29。

腎陽。本方既注意了肝腎脾三陰並補，也注意了補腎陽填腎精，使補中有瀉，寓瀉於補，因而本方除具有促液化作用外，又具有生精子及提高成活率的作用。

2.化精丸 ㉓

【藥物組成】熟地 30 克，山萸肉、山藥、麥冬、茯苓各 15 克，丹參、澤瀉各 12 克，知母、黃柏各 10 克，五味子 9 克，顛茄片 300 毫克。

【功效】滋陰降火。

【適應症】陰虛火旺型精液不液化症。

【用藥方法】共為細末，煉蜜為丸，每丸重 9 克。溫開水送服 1 丸／每日 3 次。

【臨床療效】服本方 15 天～ 2 月後，40 例中精液液化者 36 例，其中 12 例之配偶已妊娠或生育；無效 4 例。服藥時間最長者 2 個月，最短者半個月。

【經驗體會】現代醫學認為，精液不化的原因可能是由於缺少 α- 澱粉酶所致，而酶缺少的原因目前尚不十分清楚。中醫學認為，是因為腎陰不足，陰虛火旺，或濕熱蘊結下焦，灼傷陰液，導致精液黏稠不化，從而引起不育。化精丸以知柏地黃丸化裁，其功用為滋補腎陰，清瀉相火，配麥冬潤肺金，滋上源；以五味子斂陰，使陰液得固；以丹參活血化瘀。如是陰足則虛火衰，精液化，藥切病機，故獲良效。

3.（金氏）液化湯 ㉔

【藥物組成】知母 6 克，黃柏 3 克，生地、熟地各 9 克，玄參、枸杞子、仙靈脾、車前草各 12 克，天花粉、赤芍、白芍、麥冬各 9 克，竹葉 7.5 克，丹參 30 克。

㉓ 李日慶，〈化精丸治療精液不液化 40 例小結〉，《浙江中醫雜誌》, 1987, (5): 204。

㉔ 金維新等，〈生精湯與液化湯治療男性不育症 —— 附 248 例臨床分析〉，《中醫雜誌》, 1988, (5): 43。

【功效】滋陰降火，活血通竅。

【適應症】用於精液液化時間超過 1 小時以上，證屬腎陰虛者。

【用藥方法】水煎，分兩次服。或製成浸膏劑。每服 20 毫升（每毫升含生藥 3 克），1 日 3 次。30 日為 1 療程。

【臨床療效】治療 97 例，治療最短時間 30 天，最長時間 150 天，平均 90 天，其中有效 88 例，無效 9 例。總有效率為 90.7%。有效病例中女方妊娠 33 例。

【經驗體會】本方以熟地、生地滋補肝腎，涼血活血共為君藥；以枸杞補肝腎之陰，白芍養陰柔肝，玄參味鹹色黑入腎，能壯水以制火，散無根浮游之火，麥冬、花粉滋補肺胃，養陰生津，共為臣藥；以知母滋陰降火，黃柏清虛熱，二藥相需為用共降相火；陰虛火旺，熱灼津液，血枯不行，以致瘀血停滯，故用丹參、生地、赤芍活血兼能清熱涼血而使熱清瘀消；以竹葉、車前草清熱利小便，使熱有出路，更有寓補於瀉之義；竹葉、麥冬兼清心火，共奏滋陰降火之功。實驗研究表明口服本方能使實驗大鼠睪丸重量明顯增加，生精能力得到加強。

4. 液化丸 ㉕

【藥物組成】生地 200 克，丹皮 50 克，萆薢、淫羊藿、車前子各 150 克，黃柏、石菖蒲、菟絲子、澤瀉各 100 克。

【功效】滋陰降火，分清化濁。

【適應症】陰虛火旺之精液不液化症。

【用藥方法】將生地、車前子、菟絲子三味濃煎，過濾取汁濃縮成膏，再將餘藥粉碎過篩，將藥末納入膏中，涼乾，煉蜜為丸，每丸 10 克，每服 1 丸，早晚空腹各 1 次。1 個月為 1 療程。

【臨床療效】治療 26 例，其中痊癒（精液在半小時內能完全液化）16 人；有效（精液在半小時液化不全者）8 人；無效（經多次檢查，精

㉕ 李保民，〈液化丸治療精液不液化症 26 例療效觀察〉，《河南中醫》，1988, (6): 17.

液黏稠度無明顯改變者）2 人。總有效率 92%。

【經驗體會】從精液不液化之臨床表現來看，當以痰多、相火盛為兩大致病因素。多因平素過食肥甘，或嗜好煙酒，恣慾無度，脾胃受損，水濕不運，聚而為痰，痰濁隨氣升降，流注下焦，痰火互結，壅滯精室，使氣化不利，泌別失常，清淨之地被擾，真陰之液暗耗，致精液稠厚如膠，治宜清熱瀉火，利濕化濁佐以滋陰補腎為法。方中生地滋陰補腎，清熱潤燥，性寒而質潤，善瀉腎中燥火；黃柏清熱燥濕，瀉火益陰，味苦而堅腎，能降腎中之邪火；丹皮清熱涼血化瘀，功瀉腎中之伏火；萆薢分清化濁，利水滲濕，長於清下焦之濕熱；澤瀉善治肝腎二經之火邪，專逐膀胱、三焦之水濕，為除濕清熱之要藥；車前子甘寒滑利，性善降濁，功在利濕清熱，主治濕熱下注，且能養陰益腎；菟絲子汁多脂滑，濃而似精，其性溫而不燥，補而不膩，為壯陽益精，平補滋潤之要藥；石菖蒲芳香清洌，功能振清陽，化穢濁，宣氣除痰，善開九竅。諸藥相合，可使邪火清，氣機暢，痰濁化，腎精充。

5. 液化續嗣湯 [26]

【藥物組成】知母、生地、熟地、麥冬、花粉各 12 克，黃柏 6 克，仙茅、枸杞子、車前子各 10 克，仙靈脾 18 克，丹皮 15 克，丹參 20 克，玄參、赤芍、白芍各 9 克，番瓜子 30 克。

【加減變化】寒甚加附子、鹿角膠、巴戟天；濕甚加澤瀉、茯苓；濕熱互結加金銀花、蒲公英、通草、滑石；久病血瘀加紅花，丹參用至 60 克；精虧、氣血兩虛加當歸、黨參、黃芪、五味子、菟絲子。

【功效】滋陰降火，活血生精。

【適應症】陰虛火旺型精液不液化症。

【用藥方法】每日 1 劑，水煎服，5 週為 1 療程。

[26] 譚鳳森，〈液化續嗣湯治療精液不液化症 30 例臨床報告〉，《北京中醫》，1989，(4)：23。

【臨床療效】治療 30 例，其中痊癒 11 例，有效 17 例，無效 2 例。總有效率 93.3%。

【經驗體會】腎陰虧虛不能潛陽，相火熾盛，煎灼津液，加之血熱血瘀，使之不能濡養精液，液化時間延長或不能液化而無以種嗣。方中以生地、熟地為君，既可滋補腎陰，益精血，又能涼血活血，祛瘀而生新；臣以麥冬、花粉、玄參、白芍、枸杞子，上養肺陰，中益胃陰養肝陰，下滋腎陰，則一身之陰津得以濡養；佐麥冬清心除煩，丹皮、赤芍瀉肝火，知母、黃柏清腎中妄動之相火；以丹參活血祛瘀通經；番瓜子與車前子利下焦濕濁，以瀉助補；少佐以仙茅、仙靈脾溫腎壯陽之品，以制約諸藥之滋膩寒涼。諸藥共施，可使陰津漸充，虛熱得平，瘀血祛除，精液得以濡潤而延嗣毓麟。

6. 知柏地黃湯 **㉗**

【藥物組成】知母、黃柏各 10 克，生地 15 克，丹皮 12 克，赤芍、丹參各 15 克，白芷、穿山甲各 10 克，木通 6 克，澤瀉 15 克，車前子 10 克，敗醬草 15 克，野菊花 10 克，茯苓 15 克，仙靈脾 15 克，甘草 3 克。

【加減變化】為防苦寒之劑敗胃，可酌加白朮、砂仁；無明顯熱象者，去敗醬草、木通、野菊花，加女貞子、旱蓮草、枸杞子滋腎養陰之品。

【功效】益腎陰，除濕熱，活血化瘀。

【適應症】陰虛火旺之精液不液化症。

【用藥方法】水煎服。每日 1 劑，連服 21 劑為 1 療程。

【臨床療效】治療 60 例，其中治癒（精液排出體外 1 小時液化或女方懷孕者）50 例，治癒率 83.3%，其中妊娠 20 例。在治療病例中，經 1 療程治癒者 31 例，2 療程治癒者 19 例，無效 10 例。

【經驗體會】本方治證為腎陰虛，濕熱未淨，兼有瘀血內阻之精液不液化症。採用益腎陰、除濕熱、活血祛瘀之法。方中知母、黃柏清相

㉗ 江玉文，〈精液不液化症 60 例臨床療效觀察〉，《北京中醫》，1989，(5)：24。

火，利腎濁為君；相火熾盛，煎灼津液必致瘀血，故以生地、丹皮、赤芍、丹參以養陰清熱，涼血活血，以山甲、白芷活血通絡，使血熱退，瘀血除；病在下焦，多濕熱相合，故以木通、澤瀉、車前子、茯苓清利濕熱，並能健脾利濕；熱鬱日久易變生熱毒，故以敗醬草、野菊花清熱解毒；生甘草亦能瀉火解毒。加仙靈脾，一與白芷之辛溫可防知柏、木通等寒涼之弊，二可使精液分泌增加。全方既能益腎陰，又不加重濕熱，除濕熱又不傷腎陰，且能活血祛瘀，尤宜本證。

7.液精煎 [28]

【藥物組成】仙靈脾、川牛膝、山萸肉、五味子各 15 克，五加皮、赤芍、黃柏各 10 克，車前子 30 克，天花粉、淮山藥各 20 克。

【加減變化】濕甚加萆薢；熱甚重用黃柏；久病血瘀加丹參；氣血兩虛加當歸、黨參、生黃芪。

【功效】滋腎，祛濕熱。

【適應症】腎虛型精液不液化症。

【用藥方法】每日 1 劑，水煎分 3 次服，30 日為 1 療程。

【臨床療效】治療 33 例。結果痊癒 17 例（其中妊娠 9 例），有效 15 例，無效 1 例。總有效率 96.97%。

【經驗體會】中醫學認為精液不液化是陽不化氣，精冷而凝或陰虛火旺、熱灼陰液而成。液精煎的主要功效為益腎填精、活血祛瘀、清濕熱。方中仙靈脾補腎虛、助陽；山萸萸補腎氣、興陽道、填精髓；赤芍藥、五加皮、牛膝活血祛瘀、利濕；黃柏、車前子清熱利水；天花粉清熱生津；淮山藥、五味子益腎生津。現代藥理學研究表明，仙靈脾有促進狗精液分泌的作用，以小鼠前列腺、精囊、提肛肌增加重量的方法證明其有雄性激素樣作用；五加皮有促進和調節內分泌功能及有促性腺作

---

[28] 崔雲，〈液精煎治療精液不液化致不育的臨床觀察〉，《浙江中醫學院學報》，1990，(6)：23～24。

用。五味子能增強機體對非特異性刺激的防禦能力，增加腎上腺皮質的功能，促進基礎代謝。有研究顯示精液不化可能與精液中鋅的含量低有關。因此，選用了鋅含量很高的山茱萸、仙靈脾、五加皮及對革蘭氏陰性桿菌有抑制作用的黃柏、牛膝等。

8.（郭氏）液化生精湯 ㉙

【藥物組成】淫羊藿、熟地、萆薢各 15 克，菟絲子、九香蟲、枸杞各 12 克，車前子 9 克，黃柏、穿山甲各 6 克，桂枝 3 克。

【加減變化】偏腎虛加紫河車、蛇床子、巴戟天；偏濕熱加魚腥草、土茯苓、乾地龍；偏瘀滯加丹參、土鱉蟲、川牛膝。

【功效】補腎生精，利濕活血。

【適應症】男性不育。

【用藥方法】每日 1 劑，煎服 2 次，30 日為 1 療程。

【臨床療效】治療 65 例，其中治癒 35 例，有效 21 例，無效 9 例。總有效率 86.2%。

【經驗體會】男性不育在中醫學稱為「無子」。精液不化是其重要原因之一。腎的精氣充盈與虧耗，直接關係到生育，精液液化有賴於腎的氣化作用。若腎氣不足，氣化無權，濕濁內停，則精液不化；或腎精虧虛，虛火旺盛，濕熱下注，重灼津液，或濕濁阻滯，氣機不暢，氣化失常，氣滯血瘀，均可導致精液不化。本方選用淫羊藿、九香蟲、菟絲子、熟地、枸杞子補腎增精，鼓舞腎氣，以助液化，為治其本，配合萆薢、黃柏、車前子分清化濁，穿山甲活血通絡，更用少量桂枝之辛，下達膀胱而氣化。全方共奏益腎填精，清利濕熱，活血行氣，液化精液之效。腎氣充盛，氣化有權，精液復常，故能有子。

㉙ 郭智榮，〈液化生精湯治男性不育症 65 例療效觀察〉，《江西中醫藥》，1991, (3): 21。

9.（王氏）液化湯 ❸⓪

【藥物組成】知母、黃柏、生地、熟地、赤芍、白芍、丹皮、天冬、花粉、茯苓、車前子各9克，連翹12克，丹參30克，淫羊藿15克，生甘草6克。

【加減變化】性慾低者，知母、黃柏減量；精液不液化成團塊、棉絮狀加元參、夏枯草、牡蠣、浙貝母；瘀血明顯者赤芍、丹參加量，加桃仁、紅花、澤蘭葉；前列腺炎、死精子過多加金銀花、蒲公英、大青葉、萆薢、川斷、當歸、山藥；精子數少、活動低合用生精湯（黃芪、淫羊藿、川斷、首烏、當歸、桑椹子、枸杞子、菟絲子、五味子、覆盆子、車前子）。

【功效】滋陰降火，活血利濕。

【適應症】精液不液化症。

【用藥方法】每日1劑，水煎，分3次服。服3劑休息1日，或隔日1劑，每劑分2次2日服完。

【臨床療效】治療50例，其中治癒（經2～10個月之內治療精液半小時液化良好者）44例，其中半年內女方懷孕者27例；無效（1小時後仍不液化者）6例。服藥最少20劑，最多105劑。

【經驗體會】素體陰虛，房事過度；陰虛火旺，精液受灼或濕熱下注，阻滯陽道，精濁混淆而黏稠難化，治宜滋陰降火，清熱生津，填精益血。方中生熟地、天冬、白芍相合，通過肝腎同源，金水相生，以求三陰並補，而重在滋腎；以知母、黃柏清腎中虛火，堅腎陰；熱甚必傷津，故以天花粉生津止渴；以赤芍、丹皮、丹參涼血活血，以連翹、生甘草清熱解毒；以茯苓、車前子利水竅，引熱從小便而出；以辛溫之淫羊藿為反佐，制約諸藥之寒性，並有陽中求陰之義。

---

❸⓪　王奎武，〈液化湯為主治療精液不液化50例〉，《河南中醫》，1994, (6): 364。

10.液化益精湯 ❸

【藥物組成】知母、黃柏、生地、熟地、赤芍、白芍、天冬、麥冬、枸杞子、川斷、茯苓、澤瀉各 9 克，丹參、山茱萸、淫羊藿、連翹、銀花各 12 克，甘草 6 克。

【功效】滋陰降火，清熱活血。

【適應症】陰虛火旺型精液不液化症。

【用藥方法】每日 1 劑，水煎服。22 劑為 1 療程，療程間隔 5 日。忌酸辣等刺激性食物，節制房事。

【臨床療效】46 例中治癒 39 例，無效 7 例，治癒率 85%。其中妊娠 18 例，在治癒病例中，經 1 個療程治癒者 20 例，2 個療程治癒者 19 例。

【經驗體會】中醫學認為精液不液化的病因病機主要係腎陰虧虛，濕熱下注膀胱，瘀血內阻所致。方中知母、黃柏、生熟地滋補腎陰而降虛火；山茱萸、枸杞子補腎填精；赤白芍、丹參活血化瘀；天冬、麥冬增液生津；茯苓、澤瀉滲利而祛濕熱；續斷、淫羊藿助陽溫化以制知柏之寒涼，並可使精液分泌增加，降低其黏稠度。銀花、連翹、甘草清熱解毒散結，具有較強的抗菌抗炎作用。以上諸藥合用共奏益腎陰、祛濕熱、活血散瘀之功而獲較好的療效。

11.七寶美髯丹 ❸

【藥物組成】川牛膝、當歸各 9 克，補骨脂、茯苓各 6 克，何首烏、菟絲子、枸杞子、熟地各 12 克，肉桂 3 克。

【加減變化】腰膝酸軟加杜仲、桑寄生；心煩口乾加知母、黃柏。

【功效】補腎滋陰。

【適應症】精液不液化症。

【用藥方法】水煎服，每日 1 劑。

---

❸ 魏德忠等，〈液化益精湯治療不液化症 46 例觀察〉，《河北中醫》，1995, (5): 39。

❸ 李茂懷，〈七寶美髯丹為主治療精液不液化 36 例〉，《浙江中醫雜誌》，1995, (9): 406。

【臨床療效】治療 36 例，服藥 20 ～ 30 日後，結果痊癒 22 例，好轉 6 例，無效 8 例。

【經驗體會】精液不液化性不育多是由於房勞過度，或強力入房，迫精外出，精血虧損，導致肝腎虧虛，虛火上炎，火灼精液，而致精液黏稠。所以肝腎不足、虛火上炎是導致本病的基本病機。治宜滋補肝腎，引火歸元。方中何首烏澀精固氣，補肝堅腎為主藥；茯苓交通心腎而滲脾濕；牛膝強壯筋骨而益下焦；當歸辛溫以養血；枸杞子甘寒而補水；菟絲子益三陰而強衛氣；補骨脂助命火而暖丹田，使營衛調適，水火相交，氣血太和。今加熟地滋補肝腎之功更佳，少佐肉桂引火歸元，則肝腎充足，虛火衰，精液化，諸藥相合，切中病機，終獲良效。

(三)痰瘀阻滯型

1. 少腹逐瘀湯 ❸

【藥物組成】小茴香、元胡、川芎、靈脂各 6 克，乾薑、官桂各 3 克，沒藥 5 克，赤芍、蒲黃各 10 克，當歸 12 克，黃精 30 克。

【加減變化】精液中有膿細胞加萆薢 15 克，石菖蒲 10 克，石韋、車前子各 20 克；精子活動力低者加黃芪、仙靈脾各 30 克；精子少者配服五子補腎丸。

【功效】溫經活血，祛瘀化精。

【適應症】精液不液化屬元陽不足兼瘀血阻滯者。

【用藥方法】水煎服，每日 1 劑，20 日為 1 療程。

【臨床療效】治療 20 例，臨床治癒（經檢查精液常規轉為正常者）17 例，占 85%，其中療效 20 天者 13 例，40 天者 4 例；有效（精液雖液化，但精子活動力或精子計數仍低於正常者）13 例，占 15%，療程均為 40 天，所有病例全部有效。

---

❸ 孫煥明，〈少腹逐瘀湯治療精液不液化 20 例臨床觀察〉，《河南中醫》，1985, (3): 29。

【經驗體會】中醫認為「陽化氣，陰成形」，故精液的凝固是腎陰的「成形」作用，而其液化是靠腎陽的氣化作用來完成的，若元陽不足，精宮寒冷，氣化失常，則精寒而凝。本方即用治元陽不足之精液不化。方中小茴香、官桂、乾薑通達下焦，助元陽散寒凝；元胡、沒藥利氣活血；失笑散活血散結；當歸、川芎乃陰中之陽藥，血中之氣藥，配赤芍以活血行氣，散寒凝而調精液，更入黃精益氣填精。全方共奏暖精宮，散凝結之功，則陽日振，氣化乃複，精液得化，即可種子。

2. 解凝化精湯 ❸❹

【藥物組成】丹參 30 克，雞血藤、虎杖各 20 克，赤芍、白芍、女貞子、旱蓮草、菟絲子、車前子各 15 克，萆薢、魚腥草、玄參、麥冬、天花粉、生地、柴胡各 12 克，生甘草 6 克。

【加減變化】濕熱偏甚加龍膽草、黃柏、知母；痰濕偏甚加蒼朮、生薏苡、陳皮；腎氣不足加淫羊藿、肉蓯蓉、沙苑子；陰血偏虛加龜板、阿膠、枸杞子；瘀血偏重加紅花、穿山甲、三七粉。

【功效】活血祛瘀，利濕化濁。

【適應症】瘀痰阻滯型精液不液化。

【用藥方法】每日 1 劑，水煎服，20 日為 1 療程。

【臨床療效】治療 1～3 個療程後，痊癒 23 例，有效 15 例，無效 2 例。有效率為 95%。

【經驗體會】中醫認為，精液不化是由於濕熱內蘊精室，濕熱傷陰，陰虛火旺，濕熱虛火灼傷津液，精稠難化所致，因而精血久受煎熬，又易凝滯為瘀，故濕熱、虛火、濁精、痰濕等多種因素互相交織，存在於疾病的始終。因此方中選用雞血藤、赤芍藥等活血解凝；魚腥草、虎杖、萆薢等清熱利濕；玄參、天花粉、麥冬、生地等滋陰清熱；女貞子、旱蓮草等平補肝腎，扶正祛邪；甘草解毒，調和諸藥。全方用藥，切中病

❸❹ 鄭東利，〈解凝化精湯治療精液不液化症 40 例〉，《河北中醫》，1992, (6): 15.

機，故療效顯著。

3.痰瘀液化湯 ㉟

【藥物組成】瓜蔞 15 克，竹茹、陳皮、白朮、赤芍、丹皮、路路通、巴戟天各 9 克，茯苓、山藥各 12 克，丹參 30 克，甘草 6 克。

【加減變化】精液中有紅白細胞加車前草、金銀花、連翹；有絮狀團塊加生牡蠣、夏枯草、玄參。

【功效】化痰祛瘀。

【適應症】痰瘀阻滯型精液不液化症。

【用藥方法】每日 1 劑，水煎服，24 日為 1 療程。治療期間忌酒及辛辣物，節制房事。

【臨床療效】治療 43 例，治療 1～3 個療程，結果有效（液化時間 ≤ 30 分鐘）39 例，中斷治療、無效各 2 例。總有效率為 91%，總妊娠率為 25%。

【經驗體會】本方用治平素體格健壯，嗜肥甘，致痰濕內生，影響脾胃運化，痰濁阻滯，氣機不暢，血行受阻，痰瘀搏結，留阻精室，以致精液黏稠不化。方中以白朮、陳皮、茯苓、山藥健脾化痰，治生痰之源；以瓜蔞、竹茹清化熱痰；以赤芍、丹皮、丹參清熱活血化瘀，配路路通以活血通絡祛濕；巴戟天性溫壯真陽，使精液得溫則行。

4.水蛭化精湯 ㊱

【藥物組成】水蛭粉（沖服）4 克，淫羊藿、黃精各 20 克，萆薢、菟絲子、女貞子、枸杞子各 15 克，浙貝母、車前子、石菖蒲各 15 克。

【加減變化】腎陽虛損加魚鰾膠粉（沖服）、巴戟天、鹿角霜各 12 克，肉桂 5 克；陰虛火旺加鱉甲、地骨皮、玄參各 20 克，知母、山茱萸各 10 克；濕熱內蘊加金銀花、蒲公英各 20 克，滑石 15 克，蒼朮、黃柏

㉟ 齊玲玲，〈化痰祛瘀法治療精液不液化症 43 例〉，《山東中醫雜誌》，1994,（11）: 501。

㊱ 王安甫，〈水蛭化精湯治療精液不液化症 228 例〉，《新中醫》，1998,（10）: 44。

各 10 克；痰濕壅甚加生薏苡仁 24 克，茯苓 15 克，蒼朮、澤瀉各 10 克；脈絡瘀阻加丹參 20 克，桃仁、紅花、穿山甲、路路通各 10 克，王不留行 12 克。

【功效】補腎、抗凝、祛濕化痰。

【適應症】精液不液化症。

【用藥方法】每日 1 劑，水煎分 2 次服。3 個月為 1 療程。每月化驗精液 1 次觀察結果。服藥期間忌煙、酒、生冷及辛辣刺激性食物。房事控制在 5 ～ 7 天 1 次。

【臨床療效】治療 228 例，其中治癒（臨床症狀消失，30 分鐘內精液完全液化或配偶已受孕者）163 例，占 71.5%；顯效（臨床症狀基本消失，30 ～ 60 分鐘精液完全液化者）42 例，占 18.4%；有效（症狀明顯減輕，1 ～ 2 小時精液完全液化者）15 例，占 6.6%；無效（臨床症狀和精液液化無明顯變化者）8 例 (3.5%)。總有效率 96.5%。

【經驗體會】水蛭味鹹苦性平，入肝、膀胱經，宜生用，可研細末裝膠囊以去腥味。功善破血逐瘀，通經利水。主要用於積聚、瘀血內停、跌打損傷等。傳統認為本品有毒，藥力較猛。一般認為本品祛瘀不傷正，毒性小，安全可靠。張錫純認為本品「破瘀血而不傷新血，專入血分而不傷氣分」。現代藥理研究表明，水蛭富含組織胺物質、肝素、抗血栓素等，能阻止血液凝固，擴張血管，促進血液循環。近代研究證實精液凝固過程和血液凝固過程相似。精血同源，生水蛭不僅能阻滯血凝，也同樣善破衝任之瘀，有液化精液之功；應用淫羊藿、菟絲子補腎壯陽，助命門之火，於陽中求陰，則陰得陽升而源泉不竭；女貞子、枸杞子、黃精補腎填精，養血生津，於陰中求陽，則陽得陰助而生化無窮。本病位在腎，腎中精氣是生命活動之本，所以調補腎中陰陽對本病起重要作用。萆薢、石菖蒲利濕化濁，相須為用，配車前子滑利降泄，祛濕化痰。三藥配伍以治痰濕之本；浙貝母是軟堅散結、解鬱化痰之要藥，以助車前

子化痰之力，諸藥合用，共奏補腎、抗凝、祛濕化痰之功。

　　精液不液化病因頗繁雜，但歸納起來可分五種類型。①腎陽虛損：精液清冷有凝塊，陰部發涼，腰膝及小腹冷痛，形寒肢冷，陽痿早洩，甚至睪丸發育不良，舌質淡、苔薄白，脈細弱。此證因腎陽虛損，不能溫煦氣化精液所致。治當溫腎壯陽。②陰虛火旺：精液黏稠不液化，腰膝酸軟，失眠多夢，五心煩熱，遺精，舌質紅、苔少，脈細數。此證因腎剛小足，虛火內生，灼傷精液所致。治當滋陰降火。③濕熱內蘊：尿道灼熱疼痛，小便短赤，陰囊潮濕或尿後淋漓不止，精液或前列腺有炎症變化，舌質紅、苔黃膩，脈滑數，此證因濕熱內蘊精室，氣化失司所致。治當沾熱化濕，分清別濁。④痰濕壅盛：精液有凝塊，陰部刺痛，身體肥胖，口渴不欲飲，舌質淡紫或有瘀斑、苔薄白，脈弦或滑。此證是痰濕阻滯精室，氣機受阻，不能氣化精液所致。治當燥濕化痰。⑤脈絡瘀阻：精液稠厚不液化，陰部、睪丸處憋脹刺痛，睪丸外傷、泌尿生殖系手術等。舌質暗，有瘀斑，脈細澀，此症因氣滯血瘀，精道阻滯所致。治當活血化瘀。

　　根據臨床觀察，精液不液化的同時，往往伴有精子活力下降或計數、形態的異常。運用水蛭化精湯後，精子計數、活動力、畸形率均有不同程度的改善，其中以精子活動力改善明顯。說明水蛭化精湯在發揮針對性治療作用的同時，通過調節整體功能，改善生殖內環境，使精液質量獲得提高。

五、免疫性不育症

　　免疫性不育的形成是因為男性的血睪屏障因損傷、手術、炎症感染等因素破壞後，精液中的抗原物質進入血循環，產生特異性抗體，而這些抗體能和精子的頂體、頭、體、尾部的任何一個部位的抗原結合，產

生免疫反應，從而可以直接干擾正常精子的發生過程，引起無精子症或少精症，阻止精子穿過黏液，影響精子酶的活力，抑制精子對透明帶的附著與穿透，從而影響精卵結合及胚胎發育，最終導致不育。中醫一般將本病分為虛、實兩端，虛者多責之腎，實者屬氣鬱、濕熱、瘀滯為患。臨床常見證型以腎陰虧虛、腎陽不振、肝氣鬱結、濕熱內蘊、瘀阻精道為主，治療也相應採用滋陰壯陽、疏肝解鬱、清熱利濕、活血化瘀等治則。

1. 紅龍蛇消抗湯 ❸

【藥物組成】丹參、紅花、雞血藤、三七、當歸、穿山甲、赤芍、黃芩、蛇舌草、龍膽草、黃芪、甘草。

【功效】益氣活血，清熱解毒。

【適應症】抗精子抗體陽性或伴感染，中醫辨證屬瘀血阻滯者。

【用藥方法】每日 1 劑，水煎服，平均治療 2.8 個月。

【臨床療效】治療 52 例，抗精子抗體轉陰 39 例，無效 13 例，轉陰率為 75%。

【經驗體會】方中以黃芪益氣健脾，另能托毒外出，有扶正祛邪之力；丹參、紅花、雞血藤、當歸、三七、穿山甲、赤芍可補血活血，祛瘀通絡，其中當歸可使離經之血歸經，赤芍可清血熱；黃芩、蛇舌草、龍膽草可清熱解毒，並能祛肝經濕熱；甘草解毒而調和諸藥。

2. 消抗湯 ❸

【藥物組成】柴胡、香附各 10 克，郁金、秦艽、益母草各 12 克，當歸、赤芍、白芍各 15 克，何首烏、熟地各 20 克，生薏苡仁、合歡皮各 30 克。

【功效】疏肝理氣，開鬱除凝。

【適應症】肝氣鬱結型抗精子抗體陽性者。

---

❸ 黃樹綱，〈抗精子抗體陽性的中藥治療：附 52 例報告〉，《江蘇醫藥》，1992, (6): 309。

❸ 徐吉祥，〈消抗湯治療抗精子抗體陽性 54 例〉，《新中醫》，1993, (10): 37。

【用藥方法】每日 1 劑，水煎服，2 個月為 1 療程。

【臨床療效】治療 54 例，其中治癒 42 例（女方懷孕者 26 例），顯效 7 例，有效 3 例，無效 2 例。總有效率 96.30%。

【經驗體會】精子具有抗原性，可誘發機體產生抗精子抗體 (ASA)，其可干擾精子的正常生理活動，成為免疫性不育的主要原因之一。本方柴胡、香附、郁金、合歡皮疏肝理氣，解鬱安神；黃芪、當歸、白芍、熟地補氣養血，益腎強精；赤芍藥、益母草涼血清熱，活血化瘀；秦艽、生薏苡仁、何首烏祛濕化濁，滋陰解毒。諸藥合用，解鬱安神，調理氣血，滋陰除熱，化濁解毒，並能調節免疫機制。用藥的關鍵在於祛邪藥物的用量，生薏苡仁抑制體液免疫，何首烏生用能解毒，使精子免受 ASA 的干擾，二者用量一般需要 30 ～ 40 克。

3. 知柏地黃丸 ❸

【藥物組成】知母 45 克，黃柏、大熟地、山萸肉各 30 克，淮山藥 60 克，粉丹皮、澤瀉各 20 克，茯苓 75 克。

【功效】滋陰降火。

【適應症】男子免疫性不育。

【用藥方法】每日 1 劑，水煎服。

【臨床療效】治療 60 例，結果痊癒 14 例，有效 34 例，無效 12 例。有效率為 80%。

【經驗體會】男子免疫性不育，主要是由於患者血清中含有精子凝集抗體和精子制動抗體，這些抗體常因 IgA、IgM、IgG 而產生。本方由六味地黃丸化裁而來，但方義有別。方中重用山藥、茯苓，以健脾益氣，養陰化濕，使後天之本培固，氣血生化有源，得以充養五臟化精氣藏之於腎；以熟地、山萸肉滋養肝腎之陰，以粉丹皮、澤瀉瀉肝火、腎濕，

---

❸ 陳曉平，〈知柏地黃丸治療男子免疫性不育及其對體液免疫的影響〉，《中醫雜誌》，1994，(10)：610。

補瀉並用，以瀉助補，三補、三瀉有壯水之主，以制陽光之用，但更重以後天養先天，知母可育陰潛陽，黃柏可清熱燥濕，功在下焦，兩藥合用可平腎中妄動相火，退虛熱，與育陰藥同用相得益彰。知柏地黃丸，中醫認為具有滋陰降火、補腎之功。其治療男子免疫性不育的機理可能是直接、間接抑制血液循環中的補體，減少血清、精漿中 IgA、IgM、IgG 的含量，抑制睪丸、精囊、輸精管、前列腺中抗體的含量，能調節下丘腦－垂體－睪丸內分泌軸，從而達到治療效果。

4. 桃紅四物湯 ⑩

【藥物組成】桃仁、當歸、川芎、王不留行、路路通、仙茅各 10 克，赤白芍、牛膝、仙靈脾、熟地各 15 克，甲珠、紅花各 6 克。

【加減變化】腎氣（陽）虛者加用五子衍宗丸；陰虛者去二仙，加用生地 20 克，並加服二至丸，知母 10 克；氣虛者加用黃芪 50 克，黃精 15 克。

【功效】活血化瘀。

【適應症】男性免疫性不育。

【用藥方法】每日 1 劑，30 天為 1 療程，1 療程完畢檢查精液及血清 AsAb，不效再服 1 療程，一般均服用 2 個療程左右，服藥期間忌生冷油膩之品，節房事。

【臨床療效】治療 14 例，治療 2 個療程後，顯效（臨床症狀緩解，抗精子抗體轉陰性，自凝消失，配偶受孕）4 例；有效（治療後檢查抗精子抗體轉陰性，精液檢查自凝現象消失）9 例；無效（服藥 3 個療程後檢查血清、精液均無改變）1 例。

【經驗體會】男性精子自凝，血清抗精子抗體 (AsAb) 陽性，稱為免疫性不育，筆者根據所搜集資料發現多數患者在婚前有程度不同的手淫史，以及現伴有前列腺炎病史，從症候上發現有不同的瘀血表現，尤以

⑩ 袁茂雲，〈活血化瘀法治療男性免疫性不育 14 例〉，《湖南中醫雜誌》，1996, (1): 35。

唇舌青紫、舌下靜脈瘀滯為顯著，血液流變學異常，整個疾病過程表現與瘀血密切相關，故而治療上從活血化瘀方面著手，取得了較為理想的療效。

5. 調免毓麟湯 ❹

【藥物組成】生地、黃柏、知母、蒲公英、白花蛇舌草、敗醬草、虎杖、丹參、赤芍、甘草。

【加減變化】精液或前列腺液膿細胞多者，酌加金銀花、連翹等清熱解毒；附睪硬結、精索靜脈曲張者，酌加王不留行、炮山甲等活血通絡；精液囊腫、鞘膜積液者，酌加益母草、川牛膝等活血行水；睪丸質軟，或者萎縮者，酌加熟地、鹿角膠等補腎填精；會陰或睪丸墜痛者，酌加川楝子、延胡索等行氣活血止痛。

【功效】滋陰降火，清熱利濕，活血化瘀。

【適應症】免疫性不育症。

【用藥方法】每日 1 劑，水煎，分 2～3 次口服。1 個月檢查 1 次抗精子抗體。

【臨床療效】治療 45 例，治療 2 個月抗精子抗體轉陰者 6 例，治療 3 個月轉陰者 10 例，治療 4 個月轉陰者 13 例，治療 5 個月轉陰者 8 例，治療 6 個月無效者 8 例。共計轉陰 37 例，總轉陰率為 82.2%，其中追訪受孕 19 例，占轉陰病例的 51.4%。

【經驗體會】臨床上，10～20% 的不育症與免疫因素有關，正常情況下，男性體內存在一系列「屏障」及屏障外的免疫保護機制，能將精子與其他組織隔開，防止精液中的抗原物質進入血循環，不會發生自身免疫反應。當男性生殖道有感染、損傷、阻塞時，則會破壞這些免疫屏障及其保護機制，引起自身免疫反應，產生抗精子抗體，從而導致免疫

---

❹ 周安方等，〈調免毓麟湯治療男性免疫性不育症 45 例〉，《湖北中醫雜誌》，1996，(2)：19。

性不育。

免疫性不育屬於中醫學「無子」範疇，據其臨床特點，認為其基本病機是濕熱瘀滯，陰虛火旺，而虛實夾雜是其特點。濕熱瘀阻下焦，日久化火傷陰，造成腎陰虧虛，虛火內盛；或素體腎陰不足，正不勝邪，複感濕熱，正虛邪戀，遂致本病。腎主生殖，足少陰經筋結於陰器。腎因正虛邪實而不能主持生殖，故而不育。治宜扶正祛邪並舉，方中生地、黃柏、知母等滋補腎陰，清降虛火；蒲公英、白花蛇舌草、敗醬草、虎杖、黃柏等清熱利濕；丹參、赤芍、敗醬草、虎杖等活血化瘀；甘草清熱解毒，調和諸藥。全方共奏滋陰降火，清熱利濕，活血化瘀，以復腎職之功。

研究表明，免疫功能紊亂既有正虛的表現，又有邪實的表現。調免毓麟湯方中的生地、黃柏、知母等滋陰補腎藥可調動機體抗病能力，提高機體的免疫功能，增強免疫反應的自身穩定性，即具有扶正之功。蒲公英、白花蛇舌草等清熱解毒藥能促進吞噬細胞清除抗原，進而抑制免疫反應；丹參、赤芍等活血化瘀藥能消除血液中過剩的抗原，防止免疫複合物的產生，還能促進已沉積的抗原抗體複合物的吸收和消除，即具有祛邪之功。此外，甘草還有刺激增強垂體─腎上腺皮質系統的作用，既可抑制免疫反應，又可消除或減輕變態反應所引起的病理損傷。從本方組成藥物的現代研究來看，本方可能既有提高已被減弱的免疫穩定性功能的作用，又有消除有害的自身免疫反應的作用，即通過扶正與祛邪藥物的有機配合，相輔相成，從整體上進行免疫調整，糾正免疫紊亂，重建免疫平衡，消除特異抗體，從而達到改善生殖功能的作用。

6.消抗方 ❹

【藥物組成】生地、赤芍、牡丹皮、丹參、土茯苓、白蒺藜、蟬蛻、黃芪、防風、白朮。

---

❹ 羅建輝，〈消抗方加減治療免疫性不育症 20 例觀察〉，《新中醫》，1997, (2): 41。

　　【加減變化】兼肝膽濕熱者合龍膽瀉肝湯；兼下焦濕熱者合萆薢分清飲加減；腎陽虛者合補腎益精方；腎陰虛者合知柏地黃丸；脾虛者合參苓白朮散；氣滯血瘀者合活血祛瘀湯；過敏體質者合消風散；精液 pH 偏高者加烏梅、白芍、五味子；易感冒者合補中益氣湯。

　　【功效】清熱涼血、活血、疏風固表。

　　【適應症】免疫性不育症。

　　【用藥方法】每日 1 劑，水煎服。

　　【臨床療效】20 例中痊癒（配偶已懷孕或檢查血清及精漿 AsAb 轉陰）17 例；有效（AsAb 滴度降低）2 例；無效（AsAb 無變化）1 例。配偶已懷孕者 12 例，血清 AsAb 轉陰者 5 例，好轉者 2 例，1 例 AsAb（＋＋＋）者經 1 年治療仍無變化。經治療配偶受孕時間最短者 2 個月，一般 6～8 個月。

　　【經驗體會】精漿及精子具有多種抗原物質，但在正常情況下，機體對自身精子並不產生 AsAb，因為睪丸曲細精管具有屏障作用，保護精子免受抗體的清除和殺滅。健康的生殖道黏膜也具有保護機體避免接觸精子抗原的作用，一旦這些屏障受到破壞，如炎症、損傷、阻塞等均可造成精子抗原與機體免疫系統發生反應而產生 AsAb。AsAb 滴度越高，越難以生育。AsAb 對孕前、孕時、孕後的精子均起作用，也可阻止精子的輸送、獲能、配子的互相結合、受精卵的發育和植入。本病位首在肝腎，次在肺脾，病因之本為體虛，病因之標為損傷或感染，病機為正虛邪戀。因此本病多為下焦濕熱侵襲，濕熱內蘊，灼傷精道，精道受損，熱毒內侵，客於營血，濕熱與血瘀互結，擾亂精室，精巢受擾而為不育之症。20 例患者中，配偶血清 AsAb 陽性者 9 例，只需給予中藥辨證或對症治療，全部病例血清 AsAb 均在 3～6 個月內轉陰。我們體會到治療上首先需在辨證施治的基礎上合用消抗方以治標證，標證向癒之期又須辨明本證，或標本兼治，或治本為主才能達到事半功倍的療效。

7.益氣補血解毒湯 ❹

【藥物組成】黃芪、白朮、山藥各 10 克，當歸、熟地各 12 克，覆盆子、枸杞子、仙靈脾、山萸肉各 15 克，白花蛇舌草、土茯苓、半枝蓮各 30 克，甘草 6 克。

【加減變化】精子計數低，成活率低，活動力、穿透力弱者，原方加人參 10 克；精液液化不全或不液化者，原方加知母、黃柏各 10 克，天花粉、麥冬各 15 克；前列腺精囊炎、精液檢查白細胞增多，原方加蒲公英、銀花、連翹各 30 克。

【功效】益氣補血解毒。

【功效】免疫性不育。

【用藥方法】水煎服，每日 1 劑，分 2 次服。

【臨床療效】治療 64 例，其中痊癒（症狀與體徵完全消失，精液常規檢查正常，血清 AsAb 轉陰，女方妊娠者）24 例，占 31.5%；顯效（症狀與體徵消失，精液常規檢查正常，血清 AsAb 轉陰，女方尚未妊娠者）26 例，占 40.63%；有效（症狀與體徵有所改善，精液常規檢查有所好轉，血清 AsAb 呈弱陽性者）8 例，占 12.5%；無效（經治療後，症狀與體徵，精液常規檢查，血清 AsAb 均無改變者）6 例。總有效率 90.63%。

【經驗體會】免疫性不育症是常見的男性不育症。多數患者排精常規異常，血清中檢測出抗精子抗體。筆者運用自擬益氣補腎解毒湯治療本症，效果顯著。方中黃芪、白朮、山藥益氣；當歸、熟地活血；覆盆子、山萸肉、枸杞子、仙靈脾既補腎陰又補腎陽，土茯苓、白花蛇舌草、半枝蓮清熱解毒，甘草調和諸藥。本方具有增強、調節機體免疫功能，促進精子的生成，提高精子的活動力、成活率以及穿透能力，促進精子與卵子的結合而育。

---

❹ 弭陽，〈益氣補血解毒湯治療免疫性不育症 64 例〉，《中國中醫藥資訊雜誌》，1998，(4)：54。

8. 免不II號 ❹

【藥物組成】知母 10 克，黃柏 10 克，生地 10 克，山萸肉 10 克，山藥 10 克，丹皮 10 克，丹參 10 克，柴胡 5 克，茯苓 10 克，蒲公英 20 克，金銀花 20 克，赤勺 10 克，生大黃（後下）5 克，牡蠣 20 克。

【功效】滋陰降火、活血解毒。

【適應症】陰虛火旺型免疫性不育症。

【用藥方法】每日 1 劑，水煎 2 次，早晚分服。患者 AsAb 轉陰後加服毓麟 I 號（袋泡劑，由五子衍宗丸、當歸芍藥散等組成）以促進孕育。每 1 個月為 1 個治療階段，每 3 個月為 1 個療程。

【臨床療效】48 例經治療痊癒（臨床症狀消失或基本消失，精液常規與生化指標恢復正常，AsAb 轉陰或配偶孕育者）31 例，占 64.58%，其中配偶妊娠 15 例，占 31.25%；有效（臨床症狀減輕，精液常規與生化指標好轉，AsAb 滴度下降或雖轉陰但不久又變成陽性者）10 例，占 20.83%；無效（各觀察指標均無明顯變化者）7 例，占 14.58%。

【經驗體會】自 50 年代 Wilson 在男性不育症患者中發現抗精子抗體 (AsAb) 以來，免疫性不育越來越引起人們的重視。目前對免疫性不育症的治療西醫採用免疫抑制劑、避孕、精子洗滌後人工授精等方法治療，因為副作用大，療效不理想。筆者根據臨床觀察結合有關文獻發現，陰虛火旺是免疫性不育的最常見證型，治療免疫性不育症應以補養腎陰為主，配以降火、化瘀、解毒等針對病因的治則，免不II號方正是據此而設，方中知母、生地、山萸肉、牡蠣、山藥補養腎精，黃柏瀉火堅陰，丹皮、丹參、赤芍、大黃活血化瘀，柴胡、茯苓清肝利濕，金銀花、蒲公英清熱解毒，全方共奏滋陰降火、活血解毒之效。本研究臨床觀察表明，免不II號方對免疫性不育症陰虛火旺型患者有確切的療效。

❹ 戴寧等，〈免不II號治療男性陰虛火旺型免疫性不育症 48 例臨床觀察〉，《中國中西醫結合雜誌》，1998，(4)：239。

9. 抑抗轉陰湯 ㊹

【藥物組成】淫羊藿 15 克，肉蓯蓉 12 克，菟絲子 12 克，女貞子 12 克，枸杞子 15 克，丹參 15 克，益母草 15 克，雞血藤 20 克，紅花 6 克。

【加減變化】伴有濕熱下注，症見陰部墜脹，小便黃赤或澀痛，舌質紅，苔薄黃，脈滑數者，加黃柏 12 克，蒲公英 15 克，白花蛇舌草 15 克。

【功效】滋腎陰壯腎陽，活血化瘀。

【適應症】男性免疫性不育症。

【用藥方法】每日 1 劑，水煎服，早晚各 1 次，1.5 個月為 1 療程。服用 1 個療程後 AsAb 仍為陽性者，繼續服用第 2 個療程。總療程為 3 個月。

【經驗體會】男性免疫性不育症，古典中醫學無此病名。現代中醫多歸於不育、無子等範疇，認為：腎為先天之本，腎藏精，主生殖；腎精能激發和推動全身組織器官的生理活動，其相當於現代醫學中「下丘腦─垂體─腎上腺皮質」系統，對免疫功能起穩定調節作用，免疫性不育首先責之於腎，而且以腎虛為本；根據「虛則補之」的原則，滋腎陰壯腎陽尤為關鍵。由於 AsAb 是在生殖道炎症或梗阻性病變等因素影響下，使精子或精漿等生殖物質逸出生殖道，進入周圍組織而引起，因此中醫多認為 AsAb 與瘀血阻滯、濕熱下注有關。活血化瘀和清熱解毒類中藥有抑制免疫反應，減少抗精子抗體生成的作用。抑抗轉陰湯中淫羊藿、肉蓯蓉、菟絲子補腎壯陽，能顯著地促進機體免疫功能；滋陰補腎的女貞子、枸杞子也具有相同的作用；枸杞子能提高抗體效價和增強抗體形成細胞數量，其提取物枸杞多醣對免疫有雙向調節作用。方中丹參、益母草、雞血藤、紅花為活血化瘀藥，對體液免疫和細胞免疫的不同環節均有抑制作用。如紅花、雞血藤、丹參對已沉積的 AsAb 複合物有促進吸收和消除作用，益母草可抑制抗原抗體免疫反應的病理損害。黃柏、

㊹ 鄭文華，〈抑抗轉陰湯治療男性免疫性不育症 106 例〉，《廣西中醫藥》，1999，(3)：24。

蒲公英、白花蛇舌草為清熱解毒藥，這些藥物一方面對生殖道有較強的抗菌消炎作用，另一方面能抑制異常免疫反應。本方患者較長期服用未發現如西藥激素樣的副作用，對男性免疫性不育症療效滿意。

10.**陰轉合劑** ㊻

【藥物組成】當歸 12 克，白芍 15 克，黃精 15 克，枸杞子 12 克，槐花 10 克，白花蛇舌草 30 克，脫力草 18 克，生地 12 克，紫地丁 18 克，熟米仁 30 克，桑寄生 30 克，徐長卿 18 克，生黃芪 30 克。

【功效】滋陰涼血活血、清熱解毒。

【適應症】免疫性不育。

【用藥方法】以上藥物按各自比例製成口服液，每支 18 毫升，每支含生藥量 0.5 克。每次 1 支，每日 3 次，3 週為 1 療程，所有病例均觀察 4 個療程。

【臨床療效】28 例經治療，痊癒（臨床症狀消失或基本消失，精液各項指標正常，AsAb 轉陰或配偶孕育）9 例，占 32%；有效（臨床症狀減輕，精液各項指標好轉，AsAb 滴度下降或雖轉陰但不久又變成陽性者）14 例，占 50%；無效（各項觀察指標無明顯變化者）5 例，占 17.86%。總有效率為 82.14%。

【經驗體會】筆者根據臨床經驗及參照有關文獻，分析認識到本病中醫辨證多為陰虛血熱、邪戀血滯、精宮失寧所致，故確立滋陰涼血活血、清熱解毒大法，組成陰轉合劑。腎藏精，主生殖，生殖之精的生化全賴腎之功能正常，故方中生地、枸杞子、黃精、桑寄生滋陰補腎添精；瘀血阻滯經脈，則以當歸、白芍、脫力草涼血活血散瘀；濕熱毒邪擾亂精宮，當以蛇舌草、紫地丁、槐花、熟米仁清熱解毒滲濕。該合劑治療免疫性不育，療效較好，且無西藥治療的副作用，在治療的同時還應囑患者戒煙酒，節制房事，少吃辛辣刺激食物，則有助於療效的提高。

㊻ 李祥元，〈自擬陰轉合劑治療免疫性不育 28 例〉，《湖南中醫藥導報》，2000, (4): 17。

11. 自擬中藥方 ❹

【藥物組成】紅花、桃仁、赤芍、生地、菟絲子各 10 克，薏苡仁、車前子、柴胡、郁金、黃芪、白朮、女貞子、旱蓮草各 15 克，土茯苓、白花蛇舌草各 30 克。

【加減變化】若偏氣虛，症見面色蒼白，納差，身倦乏力，口唇淡，舌淡、苔薄，脈細者，加人參 10 克，製附子 10 克；若偏濕熱，症見小便澀痛，尿赤，會陰部脹痛，口乾口苦，舌質紅、邊有齒印、苔黃膩，脈滑者，加黃柏 10 克，銀花 15 克；若偏血瘀，症見腰或少腹疼痛，面色青紫，舌有瘀斑，脈弦者，加當歸 10 克，丹參 10 克，延胡索 10 克；若偏腎虛，症見腰痛腰脹，陽痿早洩，面色無華，舌淡、苔白，脈細者，加熟地 15 克，肉蓯蓉 10 克，牛膝 10 克。

【功效】益氣健脾補腎，活血祛瘀，清熱利濕。

【適應症】抗精子抗體陽性男性不育症。

【用藥方法】每日 1 劑，文火煎 20 分鐘，每日 2 次口服。3 個月為 1 療程。

【臨床療效】治療 92 例，結果痊癒（AsAb 轉陰或 AsAb 滴度 ≤ 1：8，隨訪 3 個月無復發）74 例；好轉（AsAb 仍陽性，滴度下降，但滴度 ≥ 1：16）9 例；無效（AsAb 陽性，滴度無下降）9 例。總有效率 90.22%。

【經驗體會】人類精子具有抗原性，但由於血睪屏障的存在，精子與機體免疫系統是隔絕的，所以精子又稱隱蔽抗原。如果血睪屏障遭到破壞，如生殖系統炎症、精索靜脈曲張、輸精管結紮、睪丸活檢等生殖系統手術、同性戀等，精子抗原進入血循環或炎症時吞噬細胞吞噬精子抗原後傳遞給免疫活性細胞，引起機體細胞／體液免疫，產生 AsAb。當

---

❹ 陸遙等，〈中藥治療抗精子抗體陽性男性不育症 92 例療效觀察〉，《山西中醫》，2000，(4)：21。

血清中 AsAb 滴度 ≥ 1：32 時，可以滲透到生殖道局部，此時，精液中也可檢測出 AsAb，分泌型 IgA–AsAb 則可直接由生殖道局部產生。AsAb 對生育的影響主要有：① AsAb 可引起精子生成紊亂而導致少精子症或無精子症。②對精子有制動、凝集作用。③抑制精子在女性生殖道的運動，使精子穿透子宮頸黏液的能力降低。④通過影響精子表面分子及頂體膜上顆粒重新排布而干擾精子獲能和抑制精子的頂體反應。⑤阻礙精子與卵細胞膜的融合或直接作為空間屏障而影響受精。AsAb 對生育力的影響程度取決於抗體的滴度和分佈，一般認為：血 AsAb ≥ 1：32 時，對生育力有一定的影響，抗體滴度 > 1：256 時，則明顯影響生育力，甚至是絕對不育。基於此，筆者在治療中以扶正祛邪、標本同治為原則。扶正對機體的體液免疫、細胞免疫等均有一定作用，祛邪在免疫反應中多起抑制作用。以生殖道感染、炎症、損傷等導致血睪屏障遭到破壞為標，免疫系統異常、產生 AsAb 為本。應用扶正祛邪、標本同治的原則達到消除炎症和抗體、提高機體免疫力的作用。方中紅花、桃仁、赤芍、生地等活血祛瘀既可改善微循環、修復機體損傷、消除炎症，又可增強機體免疫力。黃芪、白朮健脾益氣，臨床藥理已證實有改善免疫功能的作用。土茯苓、白花蛇舌草、薏苡仁、車前子以清熱利濕為主，可消除炎症及組織水腫，改善精子制動和凝集狀態。柴胡、郁金疏肝理氣使邪有出路。菟絲子、女貞子、旱蓮草補腎益氣，溫精化凝，提高精子活力及穿透能力。諸藥合用，達到消除炎症和抗體、提高機體免疫力的作用，臨床應用取得了比較滿意的療效。

六、男性不育統治方

1.養子湯 ❹

【藥物組成】當歸、黨參、茯苓各 10 克，枸杞子 30 克，菟絲子、五味子、女貞子、車前子、覆盆子、熟地、杭芍、川芎、白朮各 15 克。

【功效】補益脾腎。

【適應症】男性不育。

【用藥方法】水煎服，每日 1 劑。

【臨床療效】治療 398 例，其中已育 110 例，顯效 98 例，好轉 138 例，無效 52 例。總有效率 86.9%。

【經驗體會】男性不育症，大多責之於腎陰陽的偏虛，但臨床發現有由於濕熱內蘊，氣滯血瘀波及中州運化精微失職，致使腎精源泉不足。所以治療既要著眼於正氣不足和腎氣虧虛，又要注意氣血不調和濕熱的蘊結。本方重在益精補腎，又兼顧氣血的調和與陰陽的平衡，陰虛火旺和命火不足，在治療原則上體現了「善補陰者，陽中求陰；善補陽者，陰中求陽」。對於濕熱內蘊和氣滯血瘀，在應用清熱化濕和活血化瘀法則時，要注意兼顧腎精的補益，不能一味攻伐，祛邪與扶正的配合要恰到好處，治療才能取得較好效果。

2.治精方 ❹

【藥物組成】①魚鰾珠 20 克，紫河車、炙狗腎各 10 克，共研細末為 3 次量；②何首烏 10 克，當歸、炙龜板（先煎）、肉蓯蓉、杜仲、菟絲子、沙苑子、仙靈脾各 15 克，枸杞子、雲苓各 9 克，牛膝、補骨脂各

---

❹ 林巨益等，〈辨證治療男性不育 398 例療效觀察〉，《河北中醫》，1986，(3)：10 ～ 12。

❹ 王獻春，〈中藥治療精子異常症 195 例〉，《陝西中醫》，1986，(8)：344 ～ 345。

12 克，附子 6 克，用開水煎服 3 次，分 3 次服。

【加減變化】死精子占 50 ～ 100% 者加鎖陽 12 克，肉桂、鹿角膠、仙茅各 10 克，附子增至 10 克；精子數 < 6000 萬／毫升者加麥冬、楮實子各 10 克，桑寄生 12 克，豬脊髓半條，羊腎一個；精子活動力不良者加雀腦 5 個，巴戟 10 克，肉蓯蓉增至 25 克，紫河車增至 15 克，同時服用海馬鹿鞭丸。

【功效】補腎益精。

【適應症】精子異常症。

【用藥方法】以上散劑及湯劑均每日服 2 次，15 日為 1 療程。服藥期間禁房事，忌豬肉、動物油、生冷飲食、白菜和蘿蔔，並戒煙酒。

【臨床療效】治療 195 例，其中治癒 125 例，進步 37 例，無效 33 例。總有效率 83.5%。

【經驗體會】腎為先天之本，主骨而藏精，有繁衍後代的功能。若腎虛不能藏精，而精之生化失權，可出現精子異常變異。臨床實踐表明腎陰陽兩虛可導致精子計數和成活率低，腎陰虛尤其反應在精子計數低，腎陽虛尤其反應活動力遲緩和精子成活率低。對精子成活率低和精子活動力差的患者，運用基本方劑加重溫陽補腎藥，則能收到治療效果；對於精子計數低的患者加重滋陰補腎藥，則收到治療效果。方中魚鰾珠、紫河車、炙狗腎等血肉有情之品，以補腎生精，筆者辨證加入豬脊髓、雀腦、海馬、鹿鞭丸等，亦圖以臟補臟。從藥理研究表明，何首烏和附子有類似腎上腺皮質激素的作用；炙狗腎、紫河車、仙靈脾有類似性激素樣作用。其機理可能是促進了睪丸內曲細精管中精母細胞的形成和分裂，形成精子細胞，並促進精子細胞成熟為精子。該方對男子機體的物質和能量代謝產生一定的影響，促進男子的性腺正常分泌，使精液中的卵磷脂小體達到正常水平，使精子成活率上升和活力增強。

3.歸芍五子茶 ❺

【藥物組成】當歸、白芍、川芎、白朮、茯苓、澤瀉、菟絲子、枸杞子、覆盆子、五味子、車前子、蛇床子、土牛膝等藥。

【功效】補腎活血生精。

【適應症】男性不育。

【用藥方法】加工成泡袋劑，每包含生藥5克。2～3包／每日2次，用開水泡服，連用30日為1療程。

【臨床療效】治療138例，女方受孕36例，顯效49例，有效41例，無效12例。總有效率91.3%。

【經驗體會】中醫認為男性不育症主要原因是腎虛，而現代醫學認為與內分泌失調，生殖系統炎症及精液成分異常有關。歸芍五子茶主要由當歸芍藥散、五子衍宗丸配合組成的，其中五子衍宗丸由菟絲子、枸杞子、覆盆子、五味子、車前子組成，有填精補髓，補益腎氣的功能，加蛇床子補腎調節內分泌，有助於精子生成。當歸芍藥散由當歸、芍藥、川芎、白朮、茯苓、澤瀉組成，用以扶正祛邪，加牛膝調和氣血，祛瘀利濕，用以消除生殖系統炎症，糾正精液成分異常，有助於提高精子活力，從而使男性生育能力恢復正常。以上兩方合用，可增強睪丸的生精能力，又可提高精液中精子活力，本方主要適用於精子數目少、活力低的男性不育症。

4.蘇精湯 ❺

【藥物組成】韭菜子、車前子、仙靈脾、何首烏、桑寄生、黃精、阿膠、龜膠、鹿膠各15克，菟絲子、枸杞子、覆盆子、五味子、女貞子各18克，山羊睪丸1具。

---

❺ 胡德寶，〈歸芍五子茶治療男性不育症138例〉，《安徽中醫學院學報》，1989，(4)：24。

❺ 王廣見，〈自擬蘇精湯治療男性不育症360例〉，《上海中醫藥雜誌》，1989，(9)：17。

【加減變化】兼瘀阻者加酒大黃、熟附片、天龍；兼濕熱下注者加赤小豆、當歸。

【功效】補腎生精。

【適應症】男性不育。

【用藥方法】水煎服，每日 1 劑，1 個月為 1 療程。服藥期間慎房事、戒煙酒、忌棉油。

【臨床療效】治療 360 例，經 10 日～ 6 療程治療後，痊癒 295 例，好轉 43 例，無效 22 例。

【經驗體會】中醫學認為，不育症當圍繞腎病進行辨證治療，而腎病以虛證為多見，非腎陽虛即腎陰虛。陽虛者治以甘溫益氣之品，陰虧者療以甘潤填精之品；切忌辛熱燥烈補陽，純膩苦寒滋陰。否則，有灼陰礙陽之弊。方中七子多液汁，含蘊生生之機；仙靈脾為補腎陽之聖品；首烏、桑寄生、黃精為益腎精之要藥；三膠血肉有情，補精力弘；羊睪以臟補臟，同氣相求。綜觀全方，平淡沖和，不燥不膩，滋陰和陽，陰平陽秘，自有生機，故為治療腎虛有效方。酒大黃導瘀化濁；赤小豆滲利瀉濁，清熱解毒，滲利而不燥，清熱而不冰；當歸活血，袪瘀生新，袪瘀以倍赤小豆瀉濁，生新更利腎氣振奮。天龍搜剔經絡，啟通精道。方中加桃仁、紅花、甘遂以倍化瘀蠲濁之力。

5. （任氏）生精丸 ㊾

【藥物組成】仙靈脾、巴戟天、肉蓯蓉、沙苑子、菟絲子、山萸肉、黃精、當歸、制首烏、路路通各 15 克，陽起石、枸杞子、川斷、黃芪、熟地、淮山藥各 20 克，仙茅、柴胡、白朮各 10 克，黨參 30 克，甘草 5 克。

【加減變化】偏腎陽虛加附子、肉桂、補骨脂；偏腎陰虛加龜板膠、女貞子、旱蓮草、生地；陰陽兩虛加附子、肉桂、鹿角膠、龜板膠、紫

㊾ 任學士，〈任氏生精丸治療男性不育症與實驗討論〉，《江西中醫藥》，1990，(2)：13 ～ 14。

河車、女貞子、旱蓮草、韭菜子。

【功效】補腎生精。

【適應症】男性不育症。

【用藥方法】共研細末，裝膠囊為丸。按辨證所加中藥以水煎後，於早飯前、晚飯後以溫水各送服生精丸 5 丸。

【臨床療效】共治療精子成活率低者 150 例、活動力弱者 110 例、數量少者 55 例以及無精子者 90 例。結果：用藥 12 ～ 90 劑後分別治癒 113 例、84 例、44 例和 31 例。總有效率分別為 96.66%、98.18%、96.36% 和 95.55%。

【經驗體會】男性精液異常不育症常治以溫補腎陽，滋養腎陰，補氣養血，兼治心、肝、脾。動物實驗證明本方可明顯增加動物副睪組織重量，並且增加該組織中精子的數量，血漿睪酮水平明顯升高。綜合分析，該方具有較強的類雄性激素樣作用。該方主要影響動物的副性器官，增加了該組織中精子的數目，但對動物睪丸組織重量影響不明顯。本方能增加動物的妊娠數，增強性功能的作用部位應在性腺內分泌軸的腺性器官以下部位。

6. 添精種子丸 ⑤

【藥物組成】魚鰾膠、沙苑子、菟絲子、枸杞子、淫羊藿、急性子、杜仲等。

【加減變化】若性慾低下，腰膝酸軟，四肢清冷，射精量少，脈沉無力，宜服魚鰾膠、沙苑子、熟地、菟絲子、淫羊藿、附子、巴戟天、車前子；若無明顯症狀，僅精液檢查異常，除服本品外，加服魚鰾膠、陽起石、急性子、韭菜子、萆薢、荔枝核、橘核、路路通。

【功效】補腎壯陽。

---

⑤ 鄒新民，〈添精種子丸治療精子異常症 325 例臨床觀察〉，《江西中醫藥》，1990，(4)： 11 ～ 12。

【適應症】精子異常症。中醫辨證屬腎陽虛者。

【用藥方法】共為細末，煉蜜為丸，每丸 9 克，每日早晚各服 1 丸。服藥期間節房事，忌煙、酒、茶、牛肉、魚肉等。晨飲淡鹽水 200 毫升，晚喝黃酒 1 兩許。1 個月為 1 療程。

【臨床療效】治療 325 例，其中痊癒 254 例，顯效 34 例，有效 14 例，無效 23 例。總有效率 92.92%。痊癒時間 7 ～ 60 日。

【經驗體會】中醫認為，男子精子異常是由於「精氣清冷」，所以治療當以填精補腎，溫壯元陽為大法。方中沙苑子、菟絲子、淫羊藿、枸杞子補腎壯陽；龜板膠、鹿角膠、阿膠、紫河車均為血肉有情之品。魚鰾補腎益精，為治療精液異常之專藥。實踐證明魚鰾在臨床使用時，當以末吞服為佳，不宜煎服，而且淡水魚魚鰾比鹹水魚魚鰾為優。配急性子避免滋補壅滯氣血，還可疏理肝氣。

7.三才封髓湯 ❸

【藥物組成】天冬 10 克，地黃、黃柏各 10 ～ 30 克，人參或黨參 15 ～ 30 克，甘草 5 ～ 10 克，肉蓯蓉 15 ～ 20 克。

【加減變化】無證可辨者原方中地黃同時使用生地與熟地。腎陽不足型：天冬、黃柏用小劑量，加菟絲子、淫羊藿、杜仲，地黃用熟地。陰虛火旺型：心神不安，精液液化不良者加柏子仁、龍眼肉、玄參；相火亢盛重用黃柏，地黃用生地。脾腎兩虛型：用本方合異功散。兼濕熱者加蒼朮、牛膝、車前子；兼血瘀者加穿山甲、桃仁、全蠍。

【功效】氣陰雙補。

【適應症】婚後夫妻同居 1 年以上，未採用任何避孕措施，未獲生育，並經檢查排除女方因素而男方有精液異常之患者。

【用藥方法】每日 1 劑，水煎服。治療期間每隔 10 ～ 15 日查精液

---

❸ 朱文舉，〈三才封髓湯加減治療精液異常 112 例〉，《成都中醫學院學報》，1990，(4)：31 ～ 34。

常規 1 次。合併前列腺炎者，同時查前列腺液。

【臨床療效】治療 112 例，其中痊癒（症狀體徵消失，精液檢查各項指標恢復正常，或治療期間其妻妊娠）86 例；好轉（治療半年，症狀體徵消失，精液液化、精液量、精子活動度與畸形均恢復正常，精子成活率提高 > 20%，計數提高 > 10×10^9/L）15 例；無效 11 例。總有效率 90.2%。平均治療時間 52 日。

【經驗體會】三才封髓丹原方主治相火亢妄，脾腎不足，腎精不固之遺精症。因其能降心火、益腎水，故選用來治療男性精液異常及其所致不育。臨床觀察發現，此方對精液異常之無症狀者，療效高於有症狀者。有症狀的各型之間，其治癒率和有效率，無統計學差異。另外，臨床未發現任何副作用。

8.（吳氏）益精丸 ⑤

【藥物組成】熟地 1.2 千克，當歸、肉蓯蓉、首烏各 1.5 千克，蜜炙蜂房 1 千克，黃精 1.2 千克，狗腎 1 千克，川斷 1 千克，淫羊藿 1.5 千克，鹿角膠 1 千克，沙苑子 1.5 千克。

【功效】補腎生精。

【適應症】精液異常性不育症，中醫屬腎虛者。

【用藥方法】熟地 1.2 千克，當歸、肉蓯蓉、首烏各 1.5 千克，蜜炙蜂房 1 千克，用乙醇浸泡提取，回收乙醇後濃縮得流浸膏 1；淫羊藿 1.5 千克的一部分水煎 3 次，濃縮得流浸膏 2；將鹿角膠 1 千克烊化後加入流浸膏 1；將沙苑子 1.5 千克和川斷、淫羊藿的剩餘部分粉碎為細末，以此吸收流浸膏 1 和 2，於 60～70℃乾燥，碎為粉末裝入膠囊，每粒含藥粉 0.25 克。5 粒／每日 3 次，淡鹽水送服。1 個月為 1 療程。正常後用維持量 4 粒／每日 2 次。

【臨床療效】治療 86 例，其中臨床治癒 63 例（女方受孕 26 例），

⑤ 吳宜澄，〈益精丸治療精液異常性不育症 86 例〉，《江蘇中醫》，1993,（7）: 12。

有效 10 例，無效 13 例。有效率為 84.9%。

【經驗體會】精液異常包括精液量的異常，不液化，精子數量減少、增多，精子畸形，精子凝集，死精子，精子動力異常等，常常導致不育。臨床治療當以補腎為主，方中以熟地滋腎養陰，益精血為君；配以首烏平補肝腎，益精血，澀精；以狗腎補虛寒，壯陽事；鹿角膠性純陽，能通腎脈，同川斷、淫羊藿、沙苑子共奏溫腎壯陽、益精血之功，共為臣藥；佐以甘平之黃精，益氣安五臟，使氣旺則精生；以蜂房起陽痿治其標。方中陰陽雙補，可滋腎陰，溫腎陽，治療不育。

9.育子湯 ⑤⑥

【藥物組成】菟絲子 20 克，覆盆子、車前子（包）、當歸、白芍、丹皮、淮山藥各 15 克，枸杞子、山茱萸、人參、白朮、五味子各 10 克，熟地、黃芪各 30 克，茯苓 12 克，澤瀉 9 克。

【加減變化】陰虛火旺加知母、黃柏、地骨皮、胡黃連；腎陽虛加淫羊藿、補骨脂、肉蓯蓉、仙茅；陽痿加陽起石、仙茅；遺精、早洩、盜汗加金櫻子、芡實、龍骨、牡蠣；兼心脾兩虛合歸脾丸；肝鬱氣滯加柴胡、延胡索、川楝子、郁金；肝火旺盛加龍膽草、柴胡；痰濕加陳皮、半夏。

【功效】補益脾腎。

【適應症】精液異常不育症。

【用藥方法】每日 1 劑，水煎服。

【臨床療效】治療 96 例，用 18 ～ 60 劑後，痊癒 81 例（女方懷孕 63 例），顯效 8 例，有效 5 例，無效 2 例。

【經驗體會】臨床觀察發現，精液異常以腎陰虛為多見，治療上不獨治腎，而當肝脾腎同治，效果顯著。育子湯擬用熟地滋腎陰，益精髓，山茱萸滋腎益肝，山藥滋腎補脾，共成三陰並補以補腎治本。澤瀉配熟

---

⑤⑥ 蔡培勇，〈育子湯治療精液異常不育症 96 例〉，《新中醫》，1993, (12): 35 ～ 36。

地瀉腎降濁，丹皮配山茱萸以瀉肝火，茯苓配山藥滲脾濕。又枸杞子滋補肝腎以助熟地、山茱萸滋腎添精益肝。車前子助澤瀉、丹皮、茯苓以瀉腎濁，清肝利濕。五味子滋腎澀精，覆盆子益腎固精，兩藥相合，以滋腎澀精固腎，使腎精封藏而不妄瀉。菟絲子補腎陽益腎陰固腎精，與前藥合用，有「陽中求陰」之義。如此選用六味地黃與五子衍宗丸，滋陰填精益腎，相得益彰，甚為融洽。更加人參、黃芪、白朮大補元氣，益氣健脾，與山藥相合以培補後天之本，以助氣血生化之源，使先天腎精不斷得到後天水穀之精補充。更用當歸、白芍養血活血，柔肝平肝，使肝陽不亢，肝血得養，腎精得充。諸藥合用使腎精虧虛得補，肝氣條達，脾氣健旺，生殖機能增強。

10.直腸滴注文武毓麟湯 ❺❼

【藥物組成】萆薢、土茯苓、地丁各 12 克，川牛膝、王不留行、雲苓、澤瀉、車前子（包）、石菖蒲、菟絲子、川斷、枸杞子、何首烏各 10克，丹參 15 克，烏藥 8 克，甘草 4 克。

【加減變化】濕熱蘊結較重，精液中膿細胞較多，加蒲公英、白花蛇舌草；性慾低下加淫羊藿。

【功效】清熱，利濕，活血。

【適應症】慢性前列腺炎不育症。

【用藥方法】水煎取液 200 毫升，溫度約 39℃，經導尿管緩慢滴入直腸，每日 1 次。

【臨床療效】治療 168 例，其中痊癒 102 例（女方妊娠 66 例），好轉 51 例，無效 15 例。總有效率 91.1%。

【經驗體會】慢性前列腺炎不育症以腎虧精關不固為本，下焦濕熱蘊結為標。筆者自擬文武毓麟湯經直腸滴注治之，方中菟絲子、續斷、

---

❺❼ 龐保珍，〈直腸滴注文武毓麟湯治療慢性前列腺炎不育症 168 例〉，《國醫論壇》，1994，(4)：31。

枸杞子、何首烏補腎，其藥性溫而不燥，補而不膩，補腎精以充其源，澀精微而防妄瀉。實踐證明，上述補腎藥還能增強機體的免疫功能；茯苓、澤瀉、車前子清利導濁，使濕去而濁清。車前子與菟絲子為伍，能專導敗精之流注；萆薢去濁分清為治濁要藥，得茯苓、澤瀉、車前子分清瀉濁之力更宏。牛膝引藥下行，以通膀胱之澀秘，且能補肝腎、強腰膝；王不留行、丹參活血通經；烏藥能助膀胱氣化而解小腹脹痛；石菖蒲宣竅導濁；土茯苓、地丁清熱解毒；甘草和中解毒，兼引諸藥直趨精室。如此腎氣得充，陰精得固，濕去熱清而精室自寧，精子自生，不育自癒。本方對細菌性和非細菌性前列腺炎均有較好療效，另外可改善局部血液循環，排除分泌物的瘀積，解除前列腺管的梗阻，改善性機能。

11.黃子湯 [58]

【藥物組成】菟絲子、枸杞子各 10 克，杜仲、淫羊藿、覆盆子、車前子（包煎）各 12 克，黨參 30 克，黃芪、當歸、白朮、茯苓各 10 克，五味子、甘草各 6 克。

【加減變化】腎陽不足加附子、巴戟天；腎精不足加旱蓮草、女貞子、何首烏、肉蓯蓉；陰虛火旺加黃柏、知母；性慾減退加鹿茸粉；遺精尿頻加金櫻子、芡實；肝氣鬱結加川楝子、郁金；瘀血加五靈脂、蒲黃、紅花；輸精管阻塞加穿山甲、路路通；精液有膿球加敗醬草、銀花、蒲公英、紫花地丁。

【功效】補益脾腎。

【適應症】男性不育。

【用藥方法】每日 1 劑，水煎服。服藥期間忌食醇酒、辛辣、棉籽油等，並用克羅米芬 25 毫克／每日 1 次，口服，用 25 日。

【臨床療效】治療 400 例，其中治癒 248 例，顯效 84 例，有效 52

---

[58] 李天升，〈中西醫結合治療不育症 400 例臨床觀察〉，《實用中醫藥雜誌》，1994，(5)：25。

例，無效 16 例。總有效率 96%。

【經驗體會】筆者認為，精液量和精子數目少者，多責之於腎陰不足，應以滋補腎陰為主；精子活動率低者，多責之於腎陽不足，應以補腎壯陽為主；精子活動力弱者，多責之於腎氣不足，應以補益腎氣為主；精液不化者，多責之於陰虛火旺，應以滋陰降火為主。本方以五子衍宗丸，四君子湯，當歸補血湯加杜仲、淫羊藿組成。為溫腎填精，雙補陰陽之劑，使陽生陰長，腎壯精生，腎氣充盈生育可自然恢復。克羅米芬可促進睪丸酮的產生，中西藥合用，共奏溫腎填精益氣，提高精子活力，促進精子生成功能。

12.固本填精湯 ⑤

【藥物組成】補骨脂、淮山藥各 30 克，熟地、棗皮、茯苓、白朮、菟絲子、巴戟、肉蓯蓉各 15 克，潼蒺藜 20 克，鹿角膠、丹皮各 10 克。

【加減變化】陽虛甚者加肉桂、熟附片；陰虛甚者加生地、女貞子；陽痿加淫羊藿；遺精、早洩加芡實、龍牡、五味子。

【功效】滋陰壯陽，固本填精。

【適應症】男性不育症。

【用藥方法】每日 1 劑，水煎分 2 次溫服。

【臨床療效】17 例男子不育症，通過治療，除 1 例無效外，16 例精液化驗均恢復正常，14 例在 1～2 年內喜添貴子。療程最短 1 個月，最長 3 個月。

【經驗體會】①腎藏精，主生殖，為先天之本。腎陰腎陽內寓其中，又為人體生長發育之根。腎中精氣的盛衰，決定著人的生、老、病、死。因此稟賦不足，先天發育不良，或後天調養失宜，或房勞過度，或久病傷腎均可導致腎精虧耗，成為男子性功能減退乃致不育的主要原因。由於腎陰腎陽均以腎精為其物質基礎，故腎精不足又往往以腎陰虛和腎陽

---

⑤ 黎克平，〈固本填精湯治療男性不育症〉，《四川中醫》，1995, (1): 28。

虛兩種不同形式表現出來，因此視其腎精虧耗的原因，重在培補真陰真陽，實為治療男性不育之關鍵。②據以上認識，筆者自擬固本填精湯，在六味地黃湯的基礎上加入多味溫腎壯陽、填精補髓的藥物而成。方中熟地、淮山藥、棗皮、茯苓、丹皮滋養腎陰；補骨脂、巴戟、肉蓯蓉得菟絲子、潼蒺藜相助，補腎壯陽溫固下元；棗皮、淮山藥、菟絲子、補骨脂、潼蒺藜補腎益精，收澀固精；鹿角膠為血肉有情之品，補陰之中兼補其陽，通督脈以生精血，填精髓。腎陰腎陽雙補，以固其本。用一味長於健脾除濕的白朮，淮山藥、茯苓健運脾胃，運化精微、使腎精來源不絕，培補後天以養先天，亦有固本之意。諸藥合用，「於陽中求陰」，又「於陰中求陽」，「陽得陰助則生化無窮，陰得陽升則泉源不竭」，共奏滋陰壯陽，固本填精之功。筆者用此方加減，治療多種原因引起的男性不育均獲效驗，特別是用於精液異常所引起的男性不育常收顯效。③值得提及的是，治療男性不育，非三五幾劑藥物，能在短期見功，然本方之中所用藥物，滋陰養血、益精填髓之品，滋而不甚膩滯；補腎壯陽、溫固下元藥中，溫而不甚爆烈。臨床加減適宜，久服無傷正之慮。④方中藥物，大都廉價易得，唯鹿角膠價格稍嫌高昂，筆者臨床常倍用鹿角霜以代之，療效亦可。且因鹿角霜有較好的固澀作用，兼有早洩、遺精、偏陽虛者，用之更為相宜。

13. 五子補腎丸合六味地黃丸 [60]

【藥物組成】熟地 25 克，覆盆子、女貞子、車前子、黃精各 15 克，菟絲子、山萸肉、淮山藥、茯苓、澤瀉各 10 克，枸杞子 12 克，丹皮 5克，仙靈脾 9 克。

【加減變化】腎陽虛去丹皮、澤瀉、熟地，加淡附片、肉桂、補骨脂、鹿角膠；腎陰虛去仙靈脾、山萸肉，重用熟地、女貞子，加川斷、龜板膠。

---

[60]　徐義熙等，〈中藥治療精液異常致男性不育 15 例〉，《浙江中醫雜誌》，1995, (1): 18。

【功效】補腎生精，固本培元。

【適應症】精液異常致男性不育。

【用藥方法】每日 1 劑，水煎 2 次分服，連服 3 個月為 1 療程。

【臨床療效】15 例經治療，10 例痊癒（精液恢復正常標準 1 項或 1 項以上，同時配偶在半年內懷孕，或未檢查精液，配偶在藥後 3 個月至半年中懷孕）；2 例好轉（精液恢復正常標準 1 項或 1 項以上，配偶未懷孕）；3 例無效（精液無變化，配偶未懷孕）。有效率達 80%。

【經驗體會】腎藏精，內寓元陰元陽，主生殖。腎陰虛則生精乏源，腎陽虛則生氣消索。筆者體會精液異常致不育的病機往往在於腎氣不足，陰精虛損。故治療上以補腎生精，固本培元為原則。現代醫學研究表明：補腎藥能促使睪丸曲細精管間質細胞得到改善和恢復，增加生精和分泌激素的能力。治療上以六味地黃丸補腎陰，益精血，使腎陰充足，為生精提供足夠的物質基礎，配合五子補腎丸溫腎壯陽，鼓舞腎中精氣，提高生精能力，共奏調補腎氣之功，使腎氣盛，精血充，腎中陰陽平衡。實際應用時，還須根據病人的實際情況，辨證加減，不可拘泥，方能收桴鼓之效。

14. 生精毓麟湯 ❻❶

【藥物組成】熟地 12 克，山藥、淫羊藿、枸杞子、黨參各 15 克，山萸肉、川斷、五味子、覆盆子、王不留行各 10 克，茯苓、丹皮各 6 克，菟絲子、丹參、黃芪各 20 克。

【功效】補腎生精。

【適應症】精稀不育症。

【用藥方法】水煎服，每日 1 劑。

【臨床療效】治療 61 例，其中治癒 27 例，顯效 15 例，有效 11 例，無效 8 例。總有效率 86.9%。

---

❻❶　龐保珍，〈生精毓麟湯治療精稀不育症 61 例〉，《陝西中醫學院學報》，1995, (2): 43。

【經驗體會】男性不育症腎虛為主要原因，腎主生殖，補腎是治療的關鍵，但精子稀少症的治療並非一朝一夕所能奏效，因精子從精原細胞到成熟的精子大約要 90 天，所以要充分調動患者的積極性，讓他們堅持長時間服藥。生精毓麟湯中熟地、山藥、山茱萸補腎陰；茯苓補脾利濕；丹皮活血涼血；淫羊藿、續斷、枸杞子、五味子、菟絲子、覆盆子偏補腎陽；王不留行、丹參活血通精道；黨參、黃芪補脾益氣生精。

15. 海馬蛤蚧散 [62]

【藥物組成】海馬 60 克，蛤蚧 3 對，生曬參 100 克，白朮 60 克，當歸 60 克，炮附片 24 克，枸杞子 60 克，熟地 80 克，肉蓯蓉 80 克，黃柏 16 克。

【加減變化】精子數少者加菟絲子 12 克、紫河車粉 3 克（沖服）以填精益髓；精子活動率低、活動力弱者加黃芪 30 克、仙靈脾 12 克以益氣補腎；有畸形精子者加紅花 10 克、鹿角膠 6 克（烊化）以活血益腎；不射精者加桂枝 10 克、蜈蚣 3 條（去頭足）以調衛通絡；陽痿不舉者加陽起石 30 克（先煎 30 分鐘）、仙茅 10 克以溫腎壯陽。

【功效】補腎壯陽，健脾和胃。

【適應症】男性不育症見畏寒肢冷，腰膝酸軟，性慾淡漠，陽痿早洩，頭暈耳鳴，神疲乏力，面色少華，納食不佳，口苦咽乾，煩渴少飲，急躁易怒，陰囊濕冷，精量少，精液稀薄或過於黏稠，夜尿頻，尿有餘瀝，舌淡苔白或舌紅苔黃，脈沉細弱或沉弦數。

【製法及用法】將以上諸藥研成粉末，過 100 目篩，裝入膠囊。每日 2 次，每次 9 克，開水沖服，30 日為 1 療程。

【臨床療效】143 例中治癒（臨床症狀與體徵消失，精液常規檢查各項指標均恢復正常或治療期間其妻妊娠）81 例；有效（臨床症狀和體徵基本消失，精液常規檢查各項指標較治療前有較大進步，達到下列 5

---

[62] 張清智，〈自擬海馬蛤蚧散治療男性不育症 143 例〉，《國醫論壇》，1995, (4): 29。

項中 2 項以上者：①每毫升精子密度提高 20×10^9 個以上，②一次排泄量中精子總數提高 10×10^9 個以上，③精子活動率提高 20% 以上，④精子運動級別提高 I 級以上，⑤精液中膿細胞顯微鏡下每高倍視野低於 10 個）55 例；無效（治療前後無變化或臨床症狀與體徵雖基本消失，但精液常規改善不顯著或性生活能力下降者）7 例。總有效率 95.1%。其中精液異常 99 例中治療後精子數每毫升 $60 \times 10^9 \sim 80 \times 10^9$ 者 83 例，100×10^9 以上者 16 例；精子活動率 50% 者 3 例，$60 \sim 70\%$ 者 2 例，85% 者 94 例；精子活動力良好者 95 例，一般者 4 例；精液液化正常 97 例，液化不良 2 例。服藥最多 3 個療程，最少半個療程。

【經驗體會】筆者通過幾十年的臨床實踐和觀察，認為腎對人體生殖功能起決定性的作用，但脾胃為後天之本，可受納食物、運化水穀、輸布水穀精微，既依賴於腎氣之溫煦，也不斷化生水穀之精微滋填於腎，以補腎精之損耗。因此，先後天失調均可影響腎精的產生、充盈，影響生殖功能。故首選海馬、蛤蚧補腎壯陽，生曬參、焦白朮健脾和胃，以達補腎為主、脾腎同治之目的。

16. 痰瘀並治方 [63]

【藥物組成】黨參、萊菔子各 15 克，白芥子、王不留行、白朮、淮牛膝、路路通各 10 克，柴胡 9 克，黃芪 30 克，桂枝、桔梗、枳殼各 6 克。

【功效】化痰行瘀通竅。

【適應症】男性不育症。

【用藥方法】每日 1 劑，水煎 2 次分 3 次於飯前半小時溫服。2 個月為 1 療程。服藥期間保持精神舒暢，節房事。停用其他中西藥。對於精液不能液化和精液異常者，治療前和 1 個療程後各查 1 次精液常規。

【臨床療效】

---

[63] 方新生，〈痰瘀並治法治療男性不育症 52 例療效分析〉，《實用中醫內科雜誌》，1995，(4)：45。

　　⑴療效標準　治癒：三個療程後其妻已孕，功能性不射精者性交時射精正常，陽痿者性交時勃起正常，精液不液化者離體半小時後完全液化，精液化驗異常者排精量＞2.5毫升，精子數＞1億以上／毫升，活動精子＞70%，畸形＜15%。有效：治療後其妻未孕，但功能性不射精者性交時別而不爽，陽痿者性交時舉而不堅，精液不能液化者離體1小時後液化，精液化驗異常者排精量＞1.5毫升，精子數＞500萬／毫升，活動精子＞40%，畸形＜50%。無效：治療後無變化。

　　⑵治療結果　功能性不射精15例，治癒9例，有效5例，無效1例；精液不能液化者13例，治癒10例，有效2例，無效1例；陽痿7例，治癒3例，有效2例，無效2例；精液化驗異常者17例，治癒8例，有效6例，無效3例。52例，治癒30例，占57.7%；有效15例，占28.8%；無效7例，占13.5%。總有效率為86.5%。

　　【經驗體會】男性不育症，醫者大多從補腎入手，尤從腎陽虛論治者居多。從臨證來看，腎虛者有之，但非多見。本組52例，僅見4例，此非偶合，其由有三：一是患者年輕強健，氣血旺盛，腎之陰陽不足者少見，而肥胖之體較多，故有「肥人多痰」之說。二是隨著時代的變遷，飲食條件的改善，恣食肥甘厚味者頗多，因礙脾運，而生痰濕。三是不育症患者求子心切，易致肝鬱氣滯，木侮脾土，痰濁內生。52例中竟有48例為弦滑脈，足可見其一斑。痰濁阻滯，氣機鬱閉，血行不暢，痰瘀搏結，留阻精竅，成不射精或精不液化，或陽痿，或精液異常。可見，痰瘀是形成本病的根本原因。痰與瘀是兩種不同的病理產物和致病因素，似乎各有其源，但追溯其本，痰源於津，瘀本於血，痰瘀密切相關。而痰瘀並治的關鍵是氣化功能。氣屬陽，有推動溫煦氣血津液的作用，「氣有一息之不運，則血有一息之不行」。氣滯又能導致津液凝聚成痰，氣暢則痰消，可見痰瘀形成的基本病理是氣失調達。要取得痰瘀同治的效果，必須處理好氣血痰的關係。一是補氣；二是調氣，陳修園謂，「鬱者，血

之賊也」。蓋肝主疏泄，主一身氣機之通暢；三是行氣，「治痰須治氣，氣順痰易去」；四是化氣，此即「溫補即所謂化氣，氣化而痊癒者，癒出自然」之謂。

17. 補瀉並用方 [64]

【藥物組成】五味子 15 克，覆盆子 20 克，菟絲子 20 克，枸杞子 20 克，車前子 20 克，澤瀉 20 克，元柏 15 克。

【加減變化】肝腎陰虛偏重者重用覆盆子、菟絲子、枸杞子；濕熱偏重者重用澤瀉、元柏、車前子。

【功效】補益肝腎，清熱利濕。

【適應症】男性不育症肝腎陰虛兼濕熱者。

【用藥方法】水煎服 100 毫升，每日早晚 2 次。

【臨床療效】30 例男性不育者經 2 ～ 3 個月時間用藥，絕大部分患者取得了滿意療效。其中治癒（精液量 3 毫升以上，半小時以內液化完全，精子計數在 1000×10^9/L 以上，精了活動率 75% 以上，活動力良，形態正常精子占 85% 以上）25 例，占 83.3%；好轉（精液檢查各項指數較用藥前精子數提高 20×10^9/L，精子活動率提高 10%，其他項目有所改善）3 例，占 10%；無效（精液檢查無改善）2 例，占 6.7%；其中女方受孕 22 人，占 78.6%。

【經驗體會】中醫認為，腎為先天下之本，是藏精之臟，肝藏血，精血同源，亦稱為肝腎同源。此類患者平素既有腎虛，婚後房事則更易耗傷腎精，加之生活中煙酒無度，過食肥甘，或過服溫腎壯陽之品，濕熱內生，濕熱下注下焦不能氣化生精，故精液異常而不育，治宜補瀉並用，補益肝腎，清熱利濕，而達精氣充、濕熱除之目的。治療期間宜協調生活起居，提倡勞役結合，忌煙酒生冷、辛辣、油炸、燒烤之品，食

---

[64] 焦鳳勳等，〈補瀉並用治療男性不育 30 例小結〉，《長白山中醫藥研究與開發》，1995，(4)：14。

物以清淡而富於營養為宜，使藥物、食物兩濟其精。

18.（李氏）益精嗣育湯 ⑥⑤

【藥物組成】熟地 24 克，丹皮 10 克，澤瀉 10 克，山萸肉 10 克，車前子 10 克，淮山藥 15 克，黃芪 30 克，當歸 10 克，覆盆子 15 克，首烏 15 克，菟絲子 15 克，淫羊藿 30 ～ 100 克，鹿角膠 10 克（烊化，無鹿角膠用鹿角霜代替）。

【加減變化】偏陽虛者加附片 10 克，肉桂 6 克；無精、少精子、死精子重用鹿角膠 15 克，菟絲子 30 克，枸杞 30 克，肉蓯蓉 15 克，仙茅 15 克；氣虛明顯者加人參 6 ～ 9 克，白朮 15 克，重用黃芪 50 克；若遺精、早洩及盜汗者加鎖陽、五味子、金櫻子各 15 克，煆龍骨、煆牡蠣、芡實各 15 克；若精液中有白血球及膿球表現為下焦濕熱者均加土茯苓 30 克，萆薢 15 克，黃柏 10 克，銀花 20 克；若陽事不舉者重用淫羊藿 100 克，若陰虛火旺者加知母 10 克，黃柏 10 克，地骨皮 15 克，減淫羊藿；若精子不液化者重用萆薢 30 克，加知母 10 克，黃柏 10 克，丹參 15 克，車前子 10 克，生苡米 30 克；若見舌暗有瘀斑，脈澀者加赤芍 15 克，丹參 30 克，紅花 10 克；若不射精或射精不爽者加穿山甲 10 克，王不留行 30 克；若伴發前列腺炎者加蒲公英 15 ～ 30 克，二花 15 克，穿山甲 10 克，王不留行 15 ～ 30 克。

【功效】益氣補腎、填精通絡。

【適應症】男子不育症屬於腎虛精虧，氣虛血瘀者。

【用藥方法】每日 1 劑，水煎服。

【臨床療效】29 例經治療，服藥 70 ～ 90 日妻孕者 14 例，占51.85%；91 ～ 120 日者 8 例，占 29.6%；121 ～ 150 日者 3 例，占 11%，151 ～ 180 日者 2 例，占 7.4%。

【經驗體會】龜鹿二仙膠為明朝王肯堂大補精髓之方；金匱腎氣丸

⑥⑤ 李世傑，〈自擬益精嗣育湯治療男性不育症27例〉，《甘肅中醫》, 1995, (5): 36。

為張仲景治腎祖方，補益腎氣而攝精血；當歸補血湯出自李東垣《蘭室秘藏》益氣生血之要方。方中黃芪味甘而薄，能補益陽氣，黃芪配伍當歸，意在扶陽存陰，陰平陽秘，而增強補氣生血益精生髓的功效，使氣旺則精源充足，故有精血同源之說。五子衍宗丸《證治準繩方》，本方腎虛遺精，早洩，氣血兩虛，為治久不育之主方。《靈樞·本神》篇說：「腎藏精」，稟受於父母，靠水穀之精微滋養，由腎臟所化生，為人體生命活動的源泉，並有促進生長發育和繁衍生殖等重要功能，故稱腎為先天之本。腎之精氣的盛衰，直接關係到人體的生殖能力，故在方中選用補腎填精的藥物貫穿始終，妙在求嗣之道，貴在養精益髓，熟地、枸杞、菟絲子、山萸肉、覆盆子、淮山藥等補腎填精。方中熟地、枸杞、淮山藥以滋陰潤燥，寒熱不偏，仍為中和溫補之法。脾胃為後天之本，氣血化生之源，嶽氏說：「益精神氣血，皆脾土所化生」，「脾虛不能制水，以致腎虛不能蓄精。故在治療不育症中應實脾資腎，土旺則水自藏，腎充則精自厚，生子可必也」。嶽氏所論有二，其一為精乃脾胃所化生；其二為土旺則水藏梢厚，於種子尤為關鍵。方中人參、茯苓、淮山藥健脾益氣，枸杞、熟地、鹿角膠等補腎益氣生髓的療效最速，在補腎填精方中應用益氣健脾的藥物，以增強精血的生成。嗣育之方，貴在溫和，禁大寒大熱，寒則水覆精室，熱則精血耗散。嶽氏又說：「腎雖履水，不宜太冷，精寒則難成孕，如在地寒涼，則草木必無萌芽之地也」。「火能生物，於種子尤為密切」。但過熱而久則精血耗散。其乃辨證論治，寒熱並用，潤燥結合，溫補之中以丹皮、熟地等涼性之藥以防過熱助其陽。且多用血肉有情之鹿角膠、枸杞、蓯蓉等溫潤填精之品以助生殖之功。菟絲子、淫羊藿補陽助化，正是「少少生氣」也。淫羊藿具有興奮性機能，促進精液分泌的作用。在應用溫補之前，必先袪邪，「邪」通常指濕熱、痰火。在治療不育方中，多以填精溫補為主，若邪袪不盡，濕熱痰火不除，溫補等於閉門留寇，嗣育更難。

19.補精方 ❻❻

【藥物組成】黃精、山藥、川斷、黨參、炙黃芪各 20 克，枸杞子、五味子、覆盆子、菟絲子、車前子（包）、當歸、雲苓各 10 克。

【功效】益腎補精。

【適應症】精液異常不育症。

【用藥方法】每日 1 劑，水煎服，1 個月為 1 療程。治療 3 個療程。

【臨床療效】治療 76 例，其中痊癒 24 例，臨床治癒 29 例，有效 11 例，無效 12 例。總有效率 84.2%。

【經驗體會】精液異常是男性不育症的主要原因，常由腎陰虧虛所致。臨床觀察實踐，對腎陰虧虛為主證的精液異常不育症，在治療上不獨治腎，而以腎肝脾同治，效果顯著。方中黃精滋腎陰，益精髓，枸杞子滋腎益肝，山藥滋腎補脾，共成三陰並補以收補腎治本之功。車前子、茯苓滲脾濕，如此補瀉並進以防滋補之品產生滯膩之弊，因此用於本病證甚切病機。又用五味子滋腎澀精，覆盆子益腎固精，兩藥相合，以滋腎澀精止遺固腎，使腎精封藏而不妄瀉。菟絲子、續斷補腎陽益腎陰固腎精。黃芪、黨參大補元氣，益氣健脾，與山藥相合以配補後天之本，助氣血生化之源；更用當歸養血，肝血得養，腎精得充。三臟同治，使腎精足，肝氣達，脾氣旺，生殖機能增強，育子有望。

20.五子育春丸 ❻❼

【藥物組成】枸杞子、女貞子、菟絲子、韭菜子、蛇床子、鹽知柏、仙茅、仙靈脾、鹿茸、鹿角膠、黃芪、人參、當歸、路路通、生熟地、肉蓯蓉。

---

❻❻ 齊鳳，〈補精方治療精液異常不育症 76 例療效觀察〉，《雲南中醫中藥雜誌》，1995，(5)：16 ～ 17。

❻❼ 李乾構等，〈五子育春丸治療男性不育症 480 例臨床總結〉，《北京中醫》，1995，(5)：20。

【功效】益氣補腎、填精通絡。

【適應症】男子不育症屬於腎虛精虧，氣虛血瘀者。

【用藥方法】上方製成水蜜丸，早晚各服 6 克，用淡鹽水送服。忌煙酒和辛辣刺激性食物，少房事，遇發熱症病暫停服藥。

【臨床療效】治療 480 例男性不育症，結果臨床治癒（經治療後一年內男性恢復生育能力，其妻懷孕，或臨床症狀及體徵基本消失，精液檢查各項指標均達到正常水平，精液量 2 毫升以上 30 分鐘液化，精子總數 6000 萬／毫升以上，精子活動力良好，精子活動率 60% 以上，畸形精子少於 20%，抗精子抗體轉為陰性）287 例，治癒率為 59.79%，其中受孕率為 23.33%；顯效（臨床症狀及體徵明顯好轉，精液檢查各項指標好轉三分之二以上，半年內檢查精液而無反覆）66 例，占 13.75%；有效（臨床症狀及體徵好轉，精液常規檢查各項指標較治療前有進步）106 例，占 22.08%；無效（經過三個療程治療，臨床症狀及體徵無好轉，精液常規檢查無改善）21 例，占 4.38%。總有效病例 459 例，總有效率為 95.62%。

【經驗體會】本病以虛（腎陽虛、腎陰虛、氣虛）為本，同時，夾雜有實證，如肝鬱氣滯、血脈瘀阻、濕熱壅塞。治療既要補虛，又要瀉實。方中枸杞子、女貞子、菟絲子、韭菜子補腎填精，補而不膩，溫而不燥，再加仙茅、仙靈脾、鹿茸、鹿角膠、肉蓯蓉溫補腎陽，生精益髓，黃芪、人參、當歸、熟地補益氣血，知柏、蛇床子清化濕熱；路路通活血化瘀，疏通經絡。全方標本同治，通補兼施，陰陽雙補，氣血並調。

現代醫學研究表明，鋅、鎂的濃度與精子密度呈顯著的正相關關係。同時，精液中鋅含量過少直接影響精子的質量，影響性腺發育，影響很多酶的活性，進而影響生殖和內分泌功能。五子育春丸中仙茅、仙靈脾、菟絲子、鹿茸、鹿角膠等補腎壯陽藥能提高精液中鋅、鎂等微量元素水平，可調整和改善下丘腦—垂體—睪丸性腺軸系統功能障礙所致的不育症。

以上除藥物治療外，要疏導病人，放下包袱，心情舒暢，增強治癒

疾病的信心，亦不可忽視。同時要忌食辛辣和過食油膩甘甜食品，節房事，嚴禁熱水浴，多食胡核、海參、狗肉等補腎生精之品，有利於本病治療，提高療效。

21.補腎助育湯 ⑱

【藥物組成】菟絲子、首烏各 30 克，枸杞子、淫羊藿、淮山藥、山萸肉、丹參各 15 克，黨參 20 克，鎖陽 12 克，五味子 6 克。

【加減變化】脾腎兩虛型加黃芪 30 克，白朮 15 克；肝腎不足型加桑椹子、女貞子各 15 克；腎虛兼血瘀型加赤芍 15 克，三棱 12 克。

【功效】補腎填精、益氣健脾、溫陽助育。

【適應症】男性不育症。

【用藥方法】上藥每日 1 劑，水煎服，連續治療 1 個月為 1 療程。

【臨床療效】治療 126 例，其中臨床痊癒 42 例，顯效 31 例，有效 28 例，無效 25 例。總有效率 80.2%。配偶已受孕 33 例，受孕率 26.2%。

【經驗體會】補腎助育湯是運用中醫學「腎主生殖」的理論，以補腎填精、益氣健脾、溫陽助育之藥物組方而成。方中菟絲子補腎填精補髓，且益陰扶陽，溫而不燥，補而不滯；鎖陽、淫羊藿溫腎壯陽，強精補虛；首烏、山萸肉補益肝腎，養血斂精；黨參、淮山藥、枸杞子益氣健脾補血，氣充血足而精易生。現代藥理研究證明淫羊藿含有淫羊藿甙和維生素 E，有興奮性機能、促進精液分泌的作用；而首烏則有類似腎上腺皮質激素樣的功能。方中還用少量五味子，該藥含有多種維生素、礦物質、有機酸，能改善大腦皮層功能，興奮呼吸中樞，具有改善血液循環、護肝強壯的功效，丹參活血化瘀通血脈，改善微循環。諸藥相配，既能溫養先天腎氣以生精，又能培補後天脾胃以養血，並能護肝調和血脈，使精血充足，精氣溢瀉，陰陽調和而助生育。臨床觀察表明本方對男子脾腎兩虛、腎精不足、精子少弱所致不育者治療效果最好；對肝腎

⑱ 范楊卿，〈補腎助育湯治療男性不育症 126 例〉，《新中醫》，1995，(7)：33。

不足，腎虛兼血瘀的少精症患者也有較好治療效果。

22. 育胎丸 **⑥**

【藥物組成】人參 15 克，鹿茸 10 克，海馬、蛤蚧各 12 克，製附子 8 克，肉蓯蓉、熟地、枸杞子、巴戟、鎖陽、陽起石、淫羊藿、菟絲子、白朮、茯苓、淮山藥、益智仁各 18 克，五味子、沉香、陳皮各 6 克。

【功效】補腎填精，健脾養血。

【適應症】脾腎陽虛、腎精虧損型不育症，症見頭暈，腰酸耳鳴，神倦肢乏，納差，面色萎黃，陽痿早洩，性慾低下，精少，活動率低，舌淡、苔薄白、脈沉細等，尤其適用於精液異常的患者。

【用藥方法】上藥煉蜜為丸，每丸 9 克，每日 3 次，淡鹽水送服，連服 3 個月為 1 療程。

【臨床療效】治療 38 例，其中痊癒（臨床症狀消失，其妻已懷孕或精液常規檢查各項指標已恢復正常者）18 例（其中 1 個療程後精液檢查已正常者 10 例，服藥至 1.5 個療程後其妻懷孕者 8 例，其他均在 3～5 個療程後檢查精液各項指標已達正常）；顯效（臨床症狀消失，精液常規檢查各項指標接近正常者）10 例；有效（治療後臨床症狀減輕，精液檢查較治療前有較明顯改善者）6 例；無效（治療 2 個療程後精液常規檢查無明顯改善者）4 例。總有效率 89.47%。服藥最少為 1 個療程，最多 5 個療程。

【經驗體會】男性不育症其病因複雜，從現代醫學來看，其因多為精液異常，精子數量少，活動率低，精液不液化或液化不良，精子畸形，死精，陽痿、早洩、遺精、炎症等最為常見。中醫學則認為由於腎虧精虛、氣血兩虛、濕熱下注等所致。與腎、肝、脾三臟關係甚為密切。腎藏精，主生殖發育，開竅於二陰，《素問·靈蘭秘典論》曰：「腎者，作強之官。」《素問·上古天真論》曰：「二八，腎氣盛，天癸至，精氣溢瀉，

---

⑥ 高思通，〈自擬育胎丸治療男性不育症 38 例〉，《新中醫》，1995，(7)：36。

陰陽和，故能有子。」若先天腎氣不足，真陰真陽失濟，或後天失調，生精功能低下，則臨床常見精神疲乏、頭暈耳鳴、健忘腰酸、陽痿、早洩等，又肝木賴腎水之滋潤，宗筋之振奮主於肝，故陽道之堅久，取決於肝血及腎中精氣之充盛。脾為後天之本，受納運化水穀，化生氣血，滋養五臟，宗筋得脾胃之氣血溫煦濡養，方能強而有力。故《素問・厥論》曰：「前陰者，宗筋之所聚，太陰陽明之所合也。」

對男性不育症的治療，臨床必須嚴格辨證，謹守病機，合理選用方藥，方能取效。筆者選擇臨床較為常見類型，凡屬脾腎陽虛，精血虧損者，特別針對精液不足而每次量少於 2 毫升，精子密度過低 ($< 40 \times 10^9$/L)，精液液化不良，活動率低於 0.60，陽痿、早洩、遺精，以及上述主要見症者，給予自擬「育胎丸」以補腎填精，健脾養血，堅持服藥，定期檢查精液常規，臨床取得總有效率 89.47% 的高療效。4 例無效者，其中有 2 例合併泌尿系統炎症，2 例合併前列腺炎症。

治療期間，應協調生活起居，節房事，注意飲食，忌煙酒及生冷辛辣、炙煿之品。囑間服淮杞燉雞湯食療，藥物食療共濟，相得益彰，使腎精虧虛得補，肝血調達，脾氣健旺，生殖機能得以增強，育子誠然有望。

23.加味六味地黃湯 [70]

【藥物組成】熟地、山茱萸、丹皮、雲苓、當歸、菟絲子、川芎、五味子各 12 克，山藥、紫石英各 20 克，枸杞 15 克，紅棗樹根 30 克，炙甘草 6 克。

【加減變化】腎陰虛甚者重用熟地，加炙鱉甲、首烏；腎陽虛甚者加仙茅、仙靈脾、巴戟天、鹿角霜；精液液化慢者加黃柏、川牛膝、炒桃仁、雞血藤、車前子；不射精者酌加花粉、炮山甲、王不留行；陽痿者酌加陽起石、蜈蚣、狗鞭；精子數目少者可沖服海馬粉、鹿角粉。

[70]　王玉仁等，〈六味地黃湯加減治療男性不育症 30 例〉，《湖北中醫雜誌》，1996，(2)：24。

【功效】滋腎陰，育腎陽，活血通絡。

【適應症】男性不育症腎精虧虛者。

【用藥方法】水煎內服，每日 1 劑，20 日為 1 療程，間休 1 週續服。

【臨床療效】治療男性不育症 30 例，其中痊癒（性功能恢復正常，精液常規檢查各項指標正常，女方懷孕）19 例，其中 1 個療程治癒者 4 例，2 個療程 6 例，3 個療程以上者 9 例；有效（性功能改善，或精液常規檢查若干指標有好轉，但未完全達到正常範圍）6 例；無效 5 例。總有效率為 83.3%。

【經驗體會】腎藏精，主生殖，腎精是人體生命的基本物質。不育症乃因腎精虧虛、陰陽虛衰所致。採用六味地黃湯加減滋腎陰、育腎陽，兼活血通絡，能改善精子的生成、成熟和生存條件，提高精子和精漿的質量，從而提高了精子成活率及保證精液的正常液化時間，為孕育創造良好的環境。方中紫石英、仙靈脾、仙茅、菟絲子、鹿角霜補腎陽；熟地、萸肉、枸杞子、女貞子、龜板、鱉甲滋腎陰；白芍、山藥、阿膠、當歸、紅棗樹根益氣養血。筆者體會，精液量少、精子數目少多因腎陰虛；精子活動率低、活動力差多為腎陽虛，或兼氣虛；精液液化不良或不液化者，多為腎陽虛或陰陽兩虛，兼血瘀、濕熱；陽痿多為腎陽虛；死精、無精子症多為腎之陰陽兩虧所致。隨症加減處方，多有效驗。

24.**育精湯** ❼

【藥物組成】菟絲子、巴戟天、鎖陽、肉蓯蓉、淫羊藿、紫河車各 20 克，熟地、當歸、山藥、首烏、枸杞各 15 克，黃芪 30 克。

【功效】益氣滋陰養血，補腎壯陽。

【適應症】少精不育症。

【用藥方法】濃煎取汁 500 毫升，每早、晚各服 1 次，每次口服 250

---

❼ 方厚賢，〈自擬方「育精湯」治療男性不育症 42 例臨床觀察〉，《現代中醫》，1996，(3)：150。

毫升，連服 1 個月為 1 療程。

【臨床療效】治療 42 例，其中治癒（精子密度每毫升達 6000 萬，精子成活率達 70%，或女方懷孕者）23 例。好轉（精子密度在原有（治療前）基礎上增加一倍以上，但未全部達到正常者）19 例。全部有效。

【經驗體會】腎主藏精，主生殖。少精子不育為腎精不足之表現。對精子減少者，多責之於腎精陰虧，故重用熟地、首烏、當歸、山藥、枸杞以益氣滋陰養血，增加生精的化源，為產生精子提供物質基礎；精子活動力低者，多責之腎陽不足，重用淫羊藿、巴戟天、鎖陽、肉蓯蓉、菟絲子、紫河車，並配以黃芪以補腎壯陽，鼓動腎陽之氣，促進精液分泌，提高生精能力，從而達到治療不育的功效。現代藥理研究證實，淫羊藿具有性激素樣作用，促進精液分泌，提高生精功能。另外，治療期間應禁煙酒，生活起居要規律，飲酒可造成肝臟損害，繼而妨礙肝臟對雌激素的代謝，雌激素的增高將干擾反饋機制而減少垂體的促性激素分泌，繼而造成精子產生的刺激不足；吸煙過多可引起精液中硫氰酸水平增高，從而抑制精子的活力；生活起居不規律，過度勞累和熬夜，使雄激素水平降低，因而抑制精子產生，所以在治療期間禁煙、酒，生活起居規律，對促進精子的產生和提高其活力是密切相關的。

25.壯陽益腎湯 ⓐ

【藥物組成】鹿角膠 25 克，鎖陽 15 克，巴戟天 15 克，淫羊藿 15 克，菟絲子 15 克，破故紙 15 克，肉蓯蓉 15 克，枸杞子 10 克，山萸肉 15 克，熟地 15 克。

【功效】溫壯命門，填精益腎。

【適應症】男性不育症。

【用藥方法】水煎服，每日 1 劑，早晚溫服。

ⓐ 孫海龍等，〈自擬壯陽益腎湯治療男性不育症 64 例〉，《黑龍江中醫藥》，1996，(3)：33。

【臨床療效】治療 64 例，其中治癒（臨床症狀消失，精液質量、精子數及成活率、活動度正常，並生育者）40 例；好轉（臨床症狀減輕或消失，精液檢查未及正常者）22 例；未癒（臨床症狀與精液檢查與治療前無變化）2 例。總有效率為 96%。

【經驗體會】男性不育症是由於內分泌素亂、生殖系統炎症、先天性畸形或損傷等原因所引起的精子產生、發育、輸送障礙而致不育。男性不育症的百分之五十屬於中醫「陽衰無子」的範圍。中醫學認為，腎主藏精，為生殖之源，命門火衰，化生無能，則精寒稀少，陽衰無子。因而治宜溫壯命門，填精益腎。壯陽益腎湯中取陰中求陽，陽中求陰之意。所用之藥，鹿角膠甘鹹溫，溫壯腎陽，強筋補髓，益精血；鎖陽甘溫補陰，益精興陽；巴戟天甘辛微溫入腎，補腎壯陽；淫羊藿甘溫辛香入肝腎，補命門，益精氣；破故紙、菟絲子甘溫平和，壯陽益精；枸杞子甘平，清肝滋腎，益氣生精助陽；熟地、山萸肉滋陰補腎；肉蓯蓉甘酸鹹溫入腎，補命門，填精益髓。諸藥合而用之，使腎之陽回陰充，精氣得養而盈其室，精關固而安其位，陰陽和而生育。

26.再造回春丹 ❼❸

【藥物組成】仙靈脾、肉蓯蓉、淮山藥、覆盆子、枸杞子、車前子、石菖蒲、熟地、橘核、雞血藤、血竭、桃仁、黃柏、丹參。

【功效】補陰生精。

【適應症】男性不育症。

【用藥方法】上藥計 240 克，共研細末，過 80 目篩，煉蜜為丸，每丸重 6 克。每次 2 丸，每日 2～3 次。

【臨床療效】901 例患者服藥後女方懷孕率（服藥後主症消失，女方已身孕）632 例，占 70.14%；臨床治癒（服藥後主症消失，精子計數、成活率、活動度、液化時間、畸形率均已達到正常值，而女方未孕者）

❼❸　孟德儒，〈再造回春丹治療男性不育症臨床研究〉，《河北中醫》, 1996, (6): 8。

52 例，占 5.78%；有效（服藥後症狀好轉，精子計數、成活率、活動度、液化時間、畸形率均有好轉者）150 例，占 16.65%；無效（服藥後雖有好轉，但精子計數、成活率、活動度、液化時間、畸形率均無改變者）67 例，占 7.43%。懷孕和痊癒的 684 例患者，經服藥後，精液常規檢查 3 次以上均在正常範圍。

【經驗體會】男性不育症病因極為複雜，「七情」內傷，「六淫」外侵，飲食不節，房事不節等均造成病人「陰陽不調」，而致不育。再造回春丹補陰生精，振奮亢陽，使腎精充而腎氣旺，令人生子，確有再造回春之功。通過長期而大量病例的臨床觀察，對男子精液常規檢查異常，如精少、精子成活率低、活動力差的病例，服藥後均有不同程度的改善，甚或計數和精子成活率成倍增加，對精子畸形的患者也有明顯改善。再造回春丹能改善性功能，提高生育能力，但必須堅持服用，才能奏效。據臨床觀察，一般服用 2 ～ 3 個月女方受孕者多。

27.四君五子生精丸 ❼❹

【藥物組成】黨參、茯苓、白朮各 100 克，黃芪 120 克，炙甘草、菟絲子、枸杞子、覆盆子、鹿角膠各 60 克，五味子、車前子、當歸、淮牛膝各 50 克，仙靈脾 150 克。

【功效】健脾益腎，益氣生精。

【適應症】男性不育症。

【用藥方法】以上藥共研細末，煉蜜為丸，每丸重 10 克，早晚各服 1 丸，開水沖服，1 個月為 1 療程，連服 1 ～ 3 個療程。

【臨床療效】治療 36 例，其中治癒（臨床症狀消失，精液檢查恢復正常，其妻已妊娠）14 例；顯效（臨床症狀基本消失，精液檢驗恢復正常，其他指標接近正常）13 例；有效（臨床症狀好轉，精液化驗在原有指針基礎上增加 1 倍以上）6 例；無效（臨床症狀無改變，且治療 3 個

---

❹ 曹一平，〈四君五子生精丸治療男性不育症 36 例〉，《陝西中醫》，1996, (10): 443。

療程後，精液檢查無明顯改變）3例。總有效率為91.7%。

【經驗體會】《素問・六節臟象論》說：「腎者主蟄，封藏之本，精之處也」。說明腎是精的生成和封藏之處。中醫認為腎臟為人先天之本，藏精而主生殖；脾為後天之本，主運化，統血運氣為氣血生化之源。先天之精必由後天水穀之精充養，腎精方能盈盛不衰，而後天水穀之精雖由脾胃所生，然脾胃功能之正常，必賴腎陽之溫煦和腎陰之滋濟，水穀之精才能生生不息，此乃先後天相互滋生是也。若稟賦不足，或後天失養，或久病失治，或房勞傷腎，以致脾腎虧虛，氣血不足，腎精匱乏，必然精液異常，生育力低下，生育無能。故治療精液精子異常的不育症，必當健脾益氣，補腎生精。四君五子生精丸即據此理論而設，方中四君子加黃芪健脾益氣，加當歸補血行血相互配合雙補氣血，用五子補腎益精，且補中寓瀉，不膩不滯；配牛膝活血化瘀，貫通血脈精道，用鹿角膠益腎填精，為養血生精提供物質基礎，加仙靈脾溫補腎陽，激發性機能。綜觀全方，健脾益腎，益氣生精，平淡中和，不燥不膩，陰平陽秘，疾病自癒。治療時，配合心理疏導，消除恐懼心理，調解夫妻感情。禁洗過熱水浴，禁食棉油，忌煙酒，慎房事。如患感冒發熱等病，應停用本品，待它病癒後再服用本藥。

28.三桑參杞湯 [75]

【藥物組成】桑椹、桑寄生、菟絲子各30克，人參、丹皮、淫羊藿各10克，山萸肉15克，鹿角膠（兌化）5克，桑螵蛸、枸杞、女貞子、生地、熟地各20克，砂仁6克。

【加減變化】血瘀型加川芎、丹參；痰濕型去桑螵蛸、鹿角膠，酌加龍膽草、苦參、敗醬草、車前子、澤瀉。

【功效】補腎生精。

【適應症】男性不育症。

[75] 魏寶永等，〈三桑參杞湯治療男性不育症48例〉，《浙江中醫雜誌》，1997, (1): 36。

【用藥方法】每日 1 劑，30 日為 1 療程。

【臨床療效】

⑴療效標準　服藥 1 ～ 3 療程，女方受孕或精液常規檢查 3 次以上均恢復至正常為痊癒；精液量、活動力及精子計數均有提高，液化時間縮短，畸形精子減少為顯效；精液常規檢查無改善為無效。

⑵治療效果　腎虛型 17 例，7 例治癒，8 例顯效，2 例無效；血瘀型 8 例，2 例治癒，4 例顯效，2 例無效；痰濕型 10 例，3 例治癒，5 例顯效，2 例無效；無症狀型 13 例，6 例治癒，6 例顯效，1 例無效。

【經驗體會】筆者所治 48 例患者均係青壯年，求子心切性急；或婚前手淫頻繁，乃至腎虛為其主因，餘症多因元真虧損，或累及他臟，或血不化精，以致血瘀濕聚為患。故治療以補腎為先，自擬三桑參杞湯即為此而設，兼有血瘀濕聚者可配以相應藥物。又臨床確有相當病例屬「無證」可辨者，如本文即有 13 例，實則亦屬腎虛，用三桑參杞湯後有良效可證。

29.增精湯 ⓻

【藥物組成】太子參 15 克，熟地 18 克，枸杞子 20 克，山萸肉 10克，山藥 10 克，茯苓 10 克，澤瀉 6 克，丹皮 10 克，鹿角膠 6 克，龜板膠 6 克，仙靈脾 30 克，女貞子 30 克，肉蓯蓉 10 克。

【加減變化】腎陽虛衰加五味子 10 克，肉桂 6 克，巴戟天 10 克；肝腎陰虧加旱蓮草 30 克，百合 20 克，白芍 10 克；濕熱下注加黃柏 10克，白茅根 10 克，龍膽草 10 克，苡仁 10 克，滑石 10 克；下焦瘀血加桂枝 6 克，丹參 20 克，血靈脂 10 克，赤芍 10 克，路路通 10 克。

【功效】補腎生精。

【適應症】精液異常致男性不育症。

⓻ 王知俠，〈增精湯治療精液異常致男性不育症患者的療效分析〉，《西安醫科大學學報》，1997, (2): 257。

【用藥方法】上藥 1 劑，加水適量，煎煮兩次兌一起，總量約為 400 ～ 500 毫升，早晚各服一半量，3 個月為 1 療程。一般治療 1 個療程，每月檢測精液常規 1 次。

【臨床療效】治療 380 例，治癒（精液常規檢測各項指標均恢復正常或其配偶已懷孕）156 例；顯效（精液常規檢測 1 項指標恢復正常其他指標接近正常但配偶未孕）68 例；有效（精液檢測各項指標均較前有進步但未達正常）49 例；無效（治療前後無變化）107 例。總有效率 71.9%。

【經驗體會】精液異常所致男性不育臨床較為多見，它可占不育因素中的 70% 左右，而其他原因諸如性功能障礙及免疫性因素等僅占 30% 左右，既往不育症大多從腎虛論治，但筆者認為一定要分清陰虛陽虛所屬，不能概用溫補，古人曰「善補陰者，必於陰中求陽，則陽得陰而生化無窮；善補陽者，必於陽中求陰，則陰得陽助而泉源不竭」。筆者在遵循古訓基礎上，按中醫辨證施治原則在自擬增精湯為基礎方加減變化治療不育症獲得滿意療效，方中以六味地黃湯滋補肝腎，枸杞子、女貞子滋補腎陰，仙靈脾、肉蓯蓉補腎壯陽，太子參補脾益氣，鹿角膠、龜板膠增精補髓以求陰陽互濟、生化無窮。加之隨症變化加減用藥，在辨病的基礎上結合辨證施治，使治療更趨合理。現代醫學研究證明：六味地黃湯能改善動物神經系統和性腺的功能障礙。枸杞子含甜菜鹼、胡蘿蔔素、維生素 B1、C、E 等，能改善性腺功能。女貞子含有多量的葡萄糖，可能與其強壯作用有關。仙靈脾有催淫作用。肉蓯蓉含有微量生物鹼，肉蓯蓉酒精浸出物可增加大鼠體重和雄性生殖器官。太子參含皂甙，有強壯作用。鹿角膠為良好的全身強壯劑，對動物前列腺及精囊有增加其體重作用。龜板膠有調整神經機能作用。因此，本方治療男性精液質量異常所致不育症機理在於它能有效的強壯性腺機能，有類似雄性激素樣作用，有促進精液分泌的作用，能有效改善精子生存的質量，因而臨床用之有確切療效。

　　精子是由精原細胞演變而來，用放射性同位素的方法，測定人的整個生精週期為 74 日，但這時精子還缺乏活動力，幾乎沒有生育能力。這些精子從曲細精管到達附睪，在附睪中停留 16 ～ 20 日，附睪能分泌甘油磷酸膽鹼、醣、蛋白質等物質，進一步哺育培養精子，使精子沿附睪管系統逐漸成熟起來，成為具有與卵細胞結合能力的精子，所以，治療男性不育症一個療程應為 3 個月，患者需經 1 ～ 2 個療程治療，時間短恐難以收效。

30.殺蟲湯 ❼

　　【藥物組成】馬齒莧、敗醬草、蛇床子、百部、白花蛇舌草、虎杖、丹皮、甘草。

　　【功效】清熱解毒、利濕殺蟲。

　　【適應症】男性不育症由精液解脲支原體感染引起。

　　【用藥方法】水煎服，每日 2 次，每次 200 毫升，飯後 1 小時服。連續用藥 1 個月為 1 療程，治療期間不加用其他藥物。由於解脲支原體是通過性接觸傳播，男女雙方可相互傳染，因此，雙方同時服藥可提高療效。

　　【臨床療效】36 例中，痊癒（經 1 ～ 2 個療程的治療，精液培養解脲支原體陰性者）27 例，占 75.0%；無效（2 個療程結束時仍為陽性者）9 例，占 25.0%。1 療程痊癒 23 例，占總痊癒者的 85.2%；2 療程痊癒者 9 例，占 14.8%。服用中藥殺蟲湯後，精液常規分析多數指標均有改善，與解脲支原體轉陰同步。27 例痊癒患者中，有 6 例妻子懷孕。

　　【經驗體會】近年來，解脲支原體與男性不育的關係受到人們的重視。而中醫對其研究才剛剛起步。解脲支原體可引起男性不育，其可能的機理是：①侵入曲精小管，干擾精子的正常生成；②造成大量精子畸形及凝集；③影響精子的運動；④妨礙精卵識別、融合等一系列受精過

❼ 胡海翔等，〈中藥殺蟲湯治療精液解脲支原體感染的臨床研究〉，《北京中醫藥大學學報》，1997，(3)：60。

程；⑤解脲支原體黏附在精子上，易於「搭車」通過子宮頸屏障，進入女方體內。

由於解脲支原體無細胞壁結構，故干擾細胞壁合成的抗菌素如青黴素、頭孢菌素等對它無作用。目前，西醫公認的四環素、強力黴素、紅黴素等對解脲支原體較敏感，但已有不少菌株產生耐藥性。解脲支原體感染的患者雖然大多數沒有臨床症狀，但它屬「蟲」之邪內擾精室，破壞精液內環境，影響精子的生成、成熟及存活，導致精子密度下降，精子活動率、活動力降低及畸形率上升等異常改變。基於上述理論，從西醫學角度出發，把微觀辨證與宏觀辨證相結合，製定出治療精液解脲支原體感染的殺蟲湯。該方的功效為清熱解毒，利濕殺蟲，改善精子的生成、成熟和生存條件，提高精子質量。該方經過幾年來的臨床驗證，證實其在治療精液解脲支原體感染的同時改善了精液質量。

31. 龍膽瀉肝湯 ⓭

【組成】龍膽草、丹參、當歸各 10 克，梔子、黃芩、木通各 9 克，澤瀉 15 克，車前子 12 克，生地 20 克，柴胡、生甘草、水蛭、土鱉蟲各 6 克。

【功效】清利下焦濕熱，活血化瘀。

【適應症】男性不育症肝經濕熱下注型。

【用藥方法】水煎服。每日 1 劑，分 2 次飯後半小時服。連服 30 日為 1 療程，服完 1 個療程後停服 1 週。服藥期間性生活不宜頻繁，夫妻宜寬心常樂，忌食辛辣油膩之品。

【臨床療效】27 例經 2～7 個療程治療，治癒（治療期間其妻妊娠或精液常規經過 3 次檢查各項指標均正常）21 例，（其中其妻受孕 18 例）；有效（精液常規檢查各項指標均有好轉，但未達到正常）4 例；無效（精液檢查無明顯變化）2 例。總有效率 92%。

⓭ 陳本立，〈龍膽瀉肝湯治療男性不育症 27 例〉，《安徽中醫學院學報》，1997, (6): 28。

　　【經驗體會】男性不育症其病因複雜，中醫認為由腎精虧損、氣血兩虛、濕熱下注等所致。對於男性不育症的治療，臨床上必須嚴格辨證，謹守病機，合理選用方藥，方能有效。筆者所選擇收治 27 例患者，皆以肝經濕熱下注為主要病機患者，27 例患者精液常規檢查其液化時間、精子密度、精子成活率、活力、精液顏色、黏稠度等都異常，並兼夾瘀滯，故治宜清利下焦濕熱，活血化瘀。擬用龍膽瀉肝湯為主治療。

　　精血喜動惡滯，若瘀滯不通則精液液化過程延遲，使精子發生凝集或制動，引起精液異常或生精障礙，減緩或抑制精子正常通過子宮頸而造成不孕，中醫認為主要原因是下焦濕熱，熱鬱精室，以致陰液不足，精液不化。根據臨床觀察，精液不化的同時，往往伴有精子活力、活率低下，形態異常，精液中白細胞、膿細胞增多。方中龍膽草、黃芩、梔子苦以燥濕，寒以清熱解毒；車前子甘寒滑利，性善降泄，功在祛濕清熱，尚能通啟精竅；澤瀉、木通清熱利濕，使濕熱從水道排除。現代藥理研究證明這些藥物對微生物有明顯抑制作用，可提高精子密度和質量。肝經濕熱下注，耗傷陰血，加之以苦寒燥濕，再耗陰液，故以當歸、生地滋陰養血，精血得以化生，精道得以通調，實為清中有補，利中有滋，標本兼顧。柴胡有引諸藥入肝經之功，甘草有調和諸藥之效。男性不育所見「瘀滯」是指「血瘀」、「精瘀」或「精稠」等。活血化瘀藥物可以改善組織供血和循環，減少炎症反應及水腫，減少局部炎症的滲出，抑制纖維增生，改善組織缺血、缺氧，使睪丸、前列腺、精索靜脈叢的血循環改善，生精細胞功能得到重新調節，促精子的產生，活力提高。因此，本方配丹參、水蛭、土鱉蟲活血化瘀之品，可達到良好的作用。

32.加味芍藥甘草湯 ⑲

　　【藥物組成】杭白芍 20 克，炙甘草 10 克，黃芪 15 克，枸杞子 15

---

⑲　徐吉祥，〈加味芍藥甘草湯治療高泌乳素血症型男性不育症 67 例〉，《中國中西醫結合雜誌》，1997，(11)：693。

克，當歸 10 克，仙靈脾 15 克，麥芽 30 克。

【加減變化】以精子活動率低、活動力差為主，表現為氣虛者加黨參 10 克，白朮 10 克；表現為陽虛者加附子 6 克；表現為陰虛者加知母 10 克，麥冬 15 克；血虛者重用當歸 15 克，加阿膠 10 克。伴精液不液化或液化不良者配服液化丸（組成：知母、黃柏、熟地、萆薢、丹參、土茯苓、生薏苡仁、車前子、砂仁，製成蜜丸，每丸含生藥 6 克）2 丸，每日 3 次口服；伴乳核發育者加草決明 20 ～ 30 克；伴陽痿者加肉蓯蓉 15 克，巴戟天 10 克；伴精索靜脈曲張者加赤芍 15 克，牡丹皮 10 克。

【功效】益氣養血，補腎生精，疏肝解鬱。

【適應症】高泌乳素血症型男性不育症。

【用藥方法】以上藥物用清水浸泡 1 ～ 2 小時，武火煎沸後用文火繼煎 40 ～ 60 分鐘，連煎 2 次，共濾藥液 600 ～ 800 毫升，分早晚兩次溫服。每日 1 劑，連服 28 日為 1 療程。

【臨床療效】治療 67 例，其中 60 例均全程服用加味芍藥甘草湯。治療 3 ～ 5 個療程，每個療程結束時均檢查血清 PRL、精液常規。結果治癒 46 例（占 68.66%），顯效 7 例（占 10.45%），有效 8 例（占 11.94%），無效 6 例（占 8.95%）。總有效率 91.05%。通過治療血清 PRL 降至正常者 59 例 (88.06%)，其中 1 個療程正常者 32 例，2 個療程正常者 12 例，3 個療程正常者 4 例，4 ～ 5 個療程正常者 11 例，有效 4 例 (5.97%)，無效 4 例 (5.97%)。

【經驗體會】臨床上對高泌乳血症常用溴隱亭治療，可使 PRL 水平降至正常，從而使睪丸功能恢復，精子數改善直至恢復正常，但常引起噁心、嘔吐、頭暈頭痛等嚴重不良反應而限制了該藥的使用。據日本報導芍藥甘草湯有較好的激素調節作用，能使血清 PRL、雌二醇 (E2)、睪酮 (T)、E2/T 比值正常化。筆者在此基礎上加入麥芽疏肝解鬱，對降低升高的 PRL 有較好的近期療效；加入益氣養血之黃芪、當歸，能提高精

子活動率及活動力，配合甘草可擴張末梢血管，促進曲細精管生精細胞增長；加枸杞子、仙靈脾補腎生精。該方含有大量的維生素 E、C、A 及鋅、硒等微量元素，並有增加雄性激素和抗自由基作用。從本療效分析，加味芍藥甘草湯確有降低血清 PRL、調整內分泌、改善生精環境、提高精子質量之作用。

33.補腎活血助育湯 [80]

【藥物組成】菟絲子、肉蓯蓉、當歸各 20 ～ 30 克，枸杞、仙茅、土鱉蟲、莪朮各 10 ～ 15 克，王不留行、仙靈脾各 6 ～ 10 克。

【加減變化】精子活動弱、畸精及死精多者加黨參、生黃芪各 20 ～ 30 克；精液不液化者加知母、黃柏各 10 ～ 15 克。

【功效】補腎活血。

【適應症】精液異常性男性不育症。

【用藥方法】常規煎服，90 日為 1 療程。

【臨床療效】17 例中結果治癒（3 療程內女方受孕）9 例，占 53%；顯效（療程內精液恢復正常）3 例，占 17.6%；有效（療程內精液改善）3 例，占 17.6%；無效（療程內精液無改善）2 例，占 11.8%。總有效率 88.2%。

【經驗體會】精液異常性男性不育症多數無症可辨，致使辨證論治陷於困境。因此，探索精液異常與中醫病理的關係，進行微觀辨證具有重要意義。腎藏精而主生殖，精液及其中精蟲便是決定生殖的生殖之精，由腎所主。因而腎藏精的功能失調就是精液異常的病理關鍵，調整腎藏精的功能使之恢復正常便是治療精液異常性男性不育症的大法。腎藏精主生殖的功能失調具有腎虛和腎實兩方面原因，然而，補腎活血對腎虛與腎實同時適用。理由如下：①腎虛者補腎必然，腎實者補腎並非不宜。這是因為首先正能勝邪；其次，腎實往往以腎虛為基礎，腎中實邪多為

---

[80] 貪清亮，〈專方治療精液異常性男性不育症 17 例〉，《甘肅中醫》，1998, (2): 38.

腎虛的病理產物；另外，病邪侵犯腎臟而致腎實者，雖然其未必有腎虛，但日久必虛，而本症往往病程日久。②活血既能袪除腎實，又能協同補虛，腎實者多因於血瘀、精瘀及痰濕，活血既能化瘀，又能通精，還能治痰，腎虛與血瘀具有相關性，活血有益於補腎，筆者認為活血對補腎具有增效作用。因此，筆者治療本症一般不詳辨虛實，一概以補腎活血法治之。除腎之外，精子的活動弱、死精多、畸精多者宜加健脾益氣藥物，精液不液化可能與內熱或濕熱有關，可加清熱燥濕之品。

根據本組觀察，精子活動、畸精及液化等指標可於 1～2 個月改善甚至恢復正常，但精子數少者基本上都在 1 個療程（90 日）左右才出現改善。這與近年來某些短期治癒少精症或無精症的報導不相一致。目前中醫治療本症療程仍不完全統一，根據精原細胞發育為成熟精子的過程，筆者建議統一以 90 日為一療程。關於不育症的診斷期限，過去國內外多以 3 年為限，我國現定為 2 年。由於 80～90% 的夫婦婚後 1 年自然受孕，故世界衛生組織 1986 年採用 1 年為限。筆者認為，以 1 年為限，婚後同居 1 年未採取避孕措施而不妊娠者，應進行有關檢查，檢查存在不育因素者便可確診。

34. 育精續子丸 ❽

【藥物組成】黃精、首烏、菟絲子、覆盆子、枸杞子、炙黃芪、黨參、炒白朮、三七、當歸、蒲公英、車前子、五味子、炙甘草、生熟地、露蜂房各等分。

【功效】填精益氣、活血解毒、育精強腎。

【適應症】男性不育。

【用藥方法】研末煉蜜為丸，每丸 9 克，每次 1 丸，每日 3 次，餐前 30 分鐘服用。90 日為 1 療程。

【臨床療效】45 例不育症治療 1 療程後，治癒（經 1 療程治療已生

❽ 陳武山，〈育精續子丸治男性不育 45 例〉，《遼寧中醫雜誌》，1998，(2)：71。

育）9 例；臨床治癒（經 1 療程治療未生育，但精液 8 項指標均達正常範圍內）17 例；有效（經 1 療程治療，精液檢查未全部恢復至正常範圍，但具備下述條件之一者：精液量恢復至正常範圍，pH 值恢復至正常範圍，精子密度淨增加 5×10^9/L，精子活率或活力增加 10% 以上，畸形率下降 10%，液化時間縮短至半小時以內，白細胞數降低 5 個／HP 以上。如遇無精子患者，出現少量精子亦為有效）15 例；無效（經 1 療程治療，精液改善達不到上述要求，無改善甚至惡化）4 例。總有效率 91.11%。治癒 9 例中少精、弱精症 4 例，精液不液化 2 例，另 3 例為數項指標異常，在無效 4 例中，無精子 3 例，精子畸形率高 1 例。

【經驗體會】筆者認為，精虧氣虛、血瘀邪毒是導致不育症的主要原因。腎主生精，先天之本，精虧腎虛，勢必導致精液質量下降，引起不育，脾胃為後天之本，先天之腎氣有賴後天水穀精微的不斷充養才能充盛不衰。若脾胃虛弱、水穀精微化生失常，則腎之精氣生化無源，產生不育，中醫認為任何營血和精髓物質都必須通過經脈和髓道運行，才能循環不止、營養周身、內濡臟腑、調節各臟腑間的內在關係，腎臟亦無例外。若經脈瘀阻，則易導致臟腑失和，諸疾乃重。再者，後天水穀之精微、五臟六腑之精亦賴經脈輸送，彙於衝脈「血海」與腎之大絡相會以滋腎。如氣血瘀阻，脈道不通，則腎臟得不到滋養，致使生殖之精—精子得不到後天精氣的充養，產生精液成分比例改變，畸形精子增加，此亦所謂「瘀血不去，新血不生」，血不生則精不足矣，而內傷七情或外感六淫，鬱久均可化熱，火熱之氣最易傷精耗血。再者，邪毒內陷，可直接影響精子的生長與發育，導致不育。因此，精虧腎虛是治療重點，而綜合病因治療是其主要原則。本藥正是在此認識基礎上配方而成，體現了填精益氣、活血解毒、育精強腎之功效。本方治療男性不育症（精液異常）療效評價，通過臨床觀察研究，發現其具有顯著改善精子密度、活率、活力低下和精液白細胞數目異常的作用，對精子畸形率過高亦有

明顯改善作用，可以使精液不液化狀況得以糾正。從總體上看對精液量、pH 值則無明顯影響。

35.加味五子丸 ㉒

【藥物組成】菟絲子 12 克，五味子 12 克，覆盆子 10 克，枸杞子 12 克，車前子 10 克，當歸 12 克，川芎 10 克，仙靈脾 9 克，巴戟天 9 克，何首烏 12 克，陳皮 10 克。

【加減變化】活動力差、活率低者巴戟天、仙靈脾改為 12 克；精子數少者，加黃精 12 克，熟地 12 克；不液化者加天花粉 12 克，金銀花 15 克，連翹 12 克。

【功效】補腎壯陽、養血生精。

【適應症】男性不育。

【用藥方法】每日 1 劑，水煎服，連服 5 劑休 2 日。為方便患者服用，也可將上藥用量加大研末為丸，每丸重 10 克，日服 3 次，每次服 1 丸，不論湯劑、丸劑均以 3 個月為 1 療程。

【臨床療效】32 例中，治癒 30 例（治療 1 個療程後其妻懷孕者 17 例，治療 2 療程後 10 例，治療 3 個療程後 3 例），治療 3 個療程無效者 2 例（2 例均為無精子症）。有效率 93.8%。

【經驗體會】中醫認為，腎藏精主生殖，腎與生育密切相關，《素問·上古真天論》曰，「丈夫八歲，腎氣實，……；二八，腎氣盛，天癸至，精氣溢瀉，陰陽和，故能有子；八八，天癸竭，精少，腎臟衰，天癸盡矣，……而無子耳。」以上明確指出腎氣旺盛易於成孕，腎氣虧則難以受孕，故男女不孕症均與腎臟的生理病理密切相關。在男子方面如無特殊病症，前人多從精氣寒冷論治。《醫學入門》曰：「男子陽脫痿弱，精冷而薄」。《脈經》曰：「男子脈微弱而澀為無子，精氣清冷也」。病因以腎虛為本，故治療當以補腎為主，《丹溪心法》製五子衍宗丸，藥物由五味

㉒　郭寶豔等，〈加味五子丸治療男性不育 32 例〉，《內蒙古中醫藥》，1998，(2)：7。

子、枸杞子、菟絲子、覆盆子、車前子組成，為補腎固精治療腎氣不足、精寒無子之方。加味五子丸是筆者以此方為基礎加巴戟天、仙靈脾、何首烏、陳皮、當歸、川芎以增強補腎壯陽、養血生精之功。本方精血兼顧，陰陽並舉，補中寓瀉，滋而不膩，宜於久服。

36.補腎生精湯 ㉝

【藥物組成】何首烏 30 克，菟絲子 15 克，枸杞子 20 克，五味子 12 克，黃精 12 克，淫羊藿 15 克，紫河車 12 克，續斷 12 克，熟地 25 克，仙茅 10 克。

【功效】補腎生精。

【適應症】男性不育腎精虧者。

【用藥方法】水煎服，每日 1 劑，早晚分服。30 日為 1 個療程，每個療程結束後，檢查精液常規 1 次，連續服 3 個療程。

【臨床療效】治療 108 例，其中臨床治癒（妻子懷孕或精子計數 > 2×10^9/L，活動率 > 0.60，活動力 > 0.60）68 例，占 63%；顯效（精子計數、活動率、活動力其中有 2 項基本正常者）11 例，占 10%；有效（精子計數、活動率、活動力其中有一項基本正常者）22 例，占 20.4%；無效（精液檢查較前無變化者）7 例，占 6.4%。總有效率 94%。腰膝酸軟 76 例，治療後 59 例消失；頭暈耳鳴 20 例，全部消失；形寒肢冷 82 例，治療後 58 例消失；神疲乏力 93 例，治療後 90 例消失。

【經驗體會】中醫認為腎為生殖之本，脾為氣、血、精化生之源，故選用補腎養精佳品何首烏與健脾益氣良藥黃精為主，配淫羊藿辛溫入腎，助陽生精；枸杞子、菟絲子生精固精；紫河車大補氣血，使血旺精生。全方共奏促進精子生長發育，提高精子數量和質量，明顯改善症狀作用。精子從精原細胞到精子成熟需 90 日，故治療非一朝一夕所能奏效，應囑患者堅持長期服藥。對不育症除藥物調治外，應開導患者消除焦慮

㉝ 趙興光等，〈補腎生精法治療男性不育 108 例〉，《河北中醫》，1998，(3)：186。

和緊張情緒，夫妻之間要相互體貼關懷，配合治療，適當節制房事，戒絕煙酒，增加營養適當鍛鍊身體，均有助於不育症的治療。

37. 補脾溫腎湯 ⑧

【藥物組成】山茱萸、菟絲子各 15 克，黨參、山藥、熟地各 20 克，白朮、當歸、淫羊藿、巴戟天、鎖陽各 10 克。

【加減變化】陽痿早洩加熟附子 8 克，肉桂 3 克，鹿茸 6 克；遺精、遺尿加金櫻子、補骨脂各 15 克；心悸氣喘加柏子仁、五味子各 15 克，紫河車 20 克；不排精加路路通、穿山甲各 15 克。

【功效】溫補脾腎、養血填精。

【適應症】男性不育，症見腰痛怕冷，神疲健忘，氣短，心悸，耳鳴，自汗或盜汗，或陽痿，早洩，或遺精遺尿，舌淡，脈弱、或尺脈沉遲。

【用藥方法】每日 1 劑，水煎服，30 劑為 1 療程。

【臨床療效】治療 25 例男性不育，其中痊癒（臨床症狀消失，精液檢查正常，配偶懷孕，生育小孩）23 例；無效（連續治療 1 年～1 年半，配偶未孕）2 例。治療 3 個療程痊癒 2 例，6 個療程痊癒 12 例，10 個療程痊癒 8 例，16 個療程痊癒 1 例。

【經驗體會】中醫學認為人的生殖能力主要由腎的精氣決定。《素問‧上古天真論》曰：「丈夫二八腎氣盛，天癸至，精氣溢瀉，陰陽和，故能有子。」腎藏精，為生殖之源，脾主運化水穀精微，為後天之本。腎氣充盛，暖煦脾陽，脾氣健運，消化吸收水穀精氣滋養腎精，二者共同完成人的生殖、發育過程。筆者診治的 25 例男性不育症，多因素體虛弱，或房勞過度，或久病失調導致脾腎兩虛。腎陽虧損，不能溫煦脾陽。脾氣虛弱，運化失職，化生無能，精血虧虛則精液稀少，或陽痿、早洩等生殖能力衰弱而不育。腎精不足，髓海空虛則神疲健忘、耳鳴、腰膝酸軟，脾腎陽虛，固澀失職則自汗、便溏、遺精、遺尿，腎不納氣則氣短、

---

⑧ 陳小元等，〈溫補脾腎養血填精法治療男性不育 25 例〉，《新中醫》，1998, (5): 38。

喘息。面色恍白、舌淡、脈弱均為氣血兩虛之徵。因此，治宜溫補脾腎，養血填精。方中山茱萸、菟絲子、熟地、當歸入肝腎，具滋養肝腎、補血填精、增固先天腎精之功；黨參、白朮、山藥入脾胃，具補中益氣、健脾固澀、培補後天脾土之效；附子、肉桂、淫羊藿、巴戟天、鎖陽溫腎壯陽，強筋健骨，附子、肉桂並能溫中袪寒；鹿茸、紫河車大補氣血，益精髓；補骨脂、金櫻子、五味子補胃暖脾，固精止遺，斂肺止咳；路路通、穿山甲通經活絡利排精。諸藥隨症合用，使腎之元陽充盛，脾氣升發，化生無窮，先天之精不斷得到後天之精的滋養，精血滿盈，陰陽調和，生育和生殖能力旺盛，故能有子。

38.（陳氏）益精嗣育湯 ⑧⑤

【藥物組成】淫羊藿、熟地各 30 克，山茱萸、山藥、丹參、當歸、菟絲子、枸杞子、覆盆子、仙茅、虎杖各 15 克，黃柏 6 克。

【加減變化】依據辨病與辨證相結合的原則，腎虛精虧者，單用基本方治療；脾腎陽虛者，加黃芪 30 克，紅參 15 克；氣滯血瘀者，加柴胡 15 克，枳殼、川芎各 10 克；濕熱下注者，加蒲公英、敗醬草各 30 克。對於無證可辨者，則辨病並結合現代醫學檢測結果加減用藥。慢性前列腺炎及附睪炎引起精液異常者，加敗醬草、土茯苓各 30 克；精索靜脈曲張者，加路路通 15 克，水蛭 10 克；支原體感染者，加百部、蛇床子各 15 克；血清泌乳素增高者，加麥芽 50 克，柴胡 15 克；抗精子抗體陽性者，加黃芪 30 克，知母、女貞子各 15 克。

【功效】補腎益精，清熱利濕，化瘀解毒。

【適應症】精液異常。

【用藥方法】每 2 日 1 劑，早晚空腹服，3 個月為 1 療程，服藥期間每月檢查 1 次精液常規，瞭解精液質量的動態變化情況，以指導用藥及療效觀察，如精液質量尚未達到正常標準，則繼續服用 1 個療程的方藥。

---

⑧⑤ 陳金榮，〈益精嗣育湯治療精液異常 150 例臨床觀察〉，《新中醫》，1998，(12)：33。

【臨床療效】150 例，治癒（配偶受孕）46 例，占 30.7%；顯效（雖未受孕，但治療後 3～6 個月精子數量、活動力等常規檢查正常，精子功能檢測已正常）64 例，占 42.7%；有效（精子功能檢測雖不正常，但精液常規檢測有群集間改善，如 c 級進入 b 級，臨床症狀改善）26 例，占 17.3%；無效（治療前後無變化）14 例，占 9.3%。總有效率 90.7%。

【經驗體會】腎藏精，主生殖，腎陰腎陽內寓其中，腎陰虛則生精乏源，腎陽虛則生精乏力。現代醫學認為，男性不育症的發生與各種發育異常、免疫調節異常、感染異常、精索精脈曲張、長期吸煙、飲酒及接觸汽油、農藥等密切相關。因此，男性不育症既非獨見於腎虛證，也不單見於腎實證，而常表現為虛實夾雜；即便是少數患者呈現單純實證或無症可辨，也應從辨病或實驗檢測結果考慮某些實證之病邪或某些致病因素對腎精的損傷。筆者謹遵王琦教授「應將虛實置於同等重要地位」的治療原則，根據不同證型或現代醫學檢測結果，辨證與辨病相結合，分別兼顧清熱利濕、活血化瘀、解毒殺蟲等方藥。基本方中熟地、山茱萸、山藥、菟絲子、枸杞子、覆盆子益精補腎，促進精子的生成與發育，現代藥理研究表明，補腎藥能促使睪丸曲細精管間質細胞得到改善和恢復，增加生精和分泌激素的能力。仙茅、淫羊藿溫腎助陽益氣，能促進精液的分泌，與前藥合用，腎之陰陽兼補，當歸、丹參補血養血，使血旺精足。二藥兼有活血化瘀的作用，能促進機體和生殖機能的新陳代謝；虎杖、黃柏既能清熱解毒燥濕，又能行瘀通滯，與當歸、丹參相伍，可增強氣血運行，改善局部血液循環，加強局部組織營養，清除有害物質。諸藥合用，腎精盈溢，濕熱瘀毒等病邪得以清除，從而達到益精嗣育的良好作用。

39.補腎益精湯 ⑧⑥

【藥物組成】山萸肉、枸杞子各 18 克，熟地、何首烏各 20 克，淫

⑧⑥ 陳金廣，〈補腎益精湯為主治療男性不育症 45 例〉，《四川中醫》，1999，(7): 26。

羊藿 10 克，山藥 30 克，菟絲子、巴戟天、鹿角膠（烊化）、五味子各 15
克。另外自備：豬、羊、牛、驢、馬等動物的睪丸、陰莖、腎臟，切片
烘乾或焙乾研面。

　　【加減變化】腰膝酸軟或腰痛者，加杜仲、淮牛膝各 20 克；氣短、
倦怠、乏力者，加黃芪 25 克，黨參 20 克，黃精 18 克；納差者加砂仁、
焦三仙各 10 克。

　　【功效】滋補腎精，溫補腎陽。

　　【適應症】男性不育症。

　　【用藥方法】中藥每日 1 劑，水煎分早晚服。同時沖服自備的動物
生殖系統之面劑，每次 5 克，每日 2 次。1 個月為 1 療程，連服 2～3 療程。

　　【臨床療效】治療 45 例，其中治癒（精液常規檢查各項指標正常，
女方懷孕）41 例 (91.11%)；有效（精液常規檢查 3 次，各項指標基本正
常）3 例 (6.67%)；無效（無變化）1 例 (2.22%)。總有效率 97.78%。

　　【經驗體會】男性不育症屬於中醫學的「無子」範圍。病因複雜。
而精子異常所致的男性不育症，其病因總在於腎虛。《靈樞・經脈篇》說：
「人始生，先成精。」《靈樞・本神篇》曰：「腎藏精。」《素問・上古天真
論》篇曰：「丈夫二八腎氣盛，天癸至。精氣溢瀉，陰陽和故有子。」可
見腎氣盛，就可「有子」，而腎氣虛就可「無子」。腎為水火之臟，寓元
陰元陽。精子的生成依賴於腎陰腎陽的充盛，能否生育取決於腎中真陰
真陽的盛衰。滋補腎陰、溫補腎陽有助於精子的生成、發育和增強活動
力。張景嶽說：「善補陽者，必於陰中求陽，陽得陰助而生化無窮；善補
陰者，必於陽中求陰，則陰得陽升，而源泉不竭。」另外，肝藏血，腎藏
精，肝腎同源。補腎益精，也當考慮到養血補肝，使精血旺盛。方中山
萸肉、熟地、山藥、枸杞子滋補腎精；菟絲子、淫羊藿、巴戟天、鹿角
膠溫補腎陽；何首烏、五味子同熟地、枸杞子又有補肝養血作用，使精
血充盛。再加動物之睪丸、陰莖、腎臟等物乃血肉有情之品，補腎益精。

腎之陰陽得補，精血充沛，精子之生成、發育正常，活動力旺盛，陰陽和故有子。

40. **歸脾湯** ❽❼

【藥物組成】白朮、黨參、黃芪、酸棗仁、山藥、紫河車、熟地、何首烏、牛膝、枸杞子、澤瀉、知母、丹皮。

【加減變化】下焦濕熱者去何首烏、熟地，加土茯苓、薏苡仁、黃柏；睪丸脹墜壓痛者加川楝子、橘核、夏枯草；有瘀血者加桃仁、虎杖；性交時少腹陰囊脹澀、抽痛者，加小茴香、五靈脂、炒蒲黃；性慾低下、精子數不足、陰寒腹痛者，加仙茅、仙靈脾、鹿角霜；早洩者加韭菜子、蛇床子；情志不暢者加香附、香櫞皮。

【功效】補益脾腎，育精化血。

【適應症】男性不育症脾腎虛弱，精血虧虛者。

【用藥方法】水煎服，每日 1 劑，早晚分服，治療 30 日為 1 療程，治療 2 個療程後統計療效。

【臨床療效】38 例不育症患者經治療，基本治癒（精子存活率與精子計數達到正常值，女方受孕）15 例；有效（性功能恢復，房事正常，精子密度增加 1 倍以上）9 例；無效（未達到有效標準者）4 例，38 例中，服藥最多者 56 劑，最少者僅為 25 劑。

【經驗體會】張景嶽曰：「善補陽者，必於陰中求陽，則陽得陰助而生化無窮；善補陰者，必於陽中求陰，則陰得陽升而源泉不竭。」同時又指出：「脾為後天之本，腎為先天之本。」男子腎精不足，脾氣衰弱，加之思慮過度，精血暗耗，則精少而不育。筆者認為，男子不育症多屬脾腎虛弱，治當補脾腎育精血。所用歸脾湯加減方中，白朮、山藥補脾；黨參、黃芪補氣；紫河車補精血，為血肉有情之品；熟地、何首烏益腎固精；枸杞子補陰；牛膝壯陽；澤瀉滋陰利濕；知母、黃柏泄相火；丹

❽❼ 孫祥健，〈歸脾湯加減治療男性不育症 38 例〉，《湖北中醫雜誌》，2001，(6)：32。

皮活血，全方共奏補益脾腎、育精養血之功。治療男子不育症，臨床要在審證求因的基礎上，找出疾病的本質，選用最適當的治療方法，此即所謂「治病求本」。若腎虛精少，則補其腎精，治腎虛不育；若精血虛少，則補其脾血，健其脾胃；若精寒不育，則溫其腎陽；若腎陰虛損，相火妄動，則泄其相火，滋陰補腎；若為痰阻氣滯，阻遏精道，則以通調精道為首務；凡精液稀少不能排精者，須多用氣血有情之品，育其精血。

41.八子二仙湯 ⑧⑧

【藥物組成】菟絲子 30 克，枸杞子、沙苑子、韭菜子各 20 克，覆盆子、蛇床子、淫羊藿、仙茅各 15 克，車前子 12 克，五味子 10 克。

【加減變化】腎陽不足者加胡蘆巴；腎陰不足者去韭菜子加生地、丹皮、山茱萸；氣血虛虛者加黃芪、何首烏、當歸、黨參；下焦濕熱者去淫羊藿、仙茅，加黃柏、龍膽草；氣滯血瘀者加水蛭、桃仁、王不留行、穿山甲。

【功效】補腎益精、調和陰陽。

【適應症】男性不育少精症屬腎精虛虛、陰陽不調。

【用藥方法】每日 1 劑，水煎分服，連續治療 30 日為 1 療程。

【臨床療效】50 例患者經 1 ～ 3 個療程治療，臨床治癒（服藥後自覺症狀消失，精液檢查精子數在 60×10^9/L 以上，精子活動力高於 0.6，精子畸形率 < 0.2，女方妊娠）28 例；有效（服藥 1 個療程後，精液化驗精子數量及活動率比治療前提高 50% 以上，精子畸形 < 0.2）18 例；無效（治療前後，精液化驗無明顯改變）4 例。

【經驗體會】八子二仙湯方中，淫羊藿、仙茅、韭菜子、沙苑子溫陽益腎，能促進精液分泌，提高精子活動力；菟絲子、枸杞子、覆盆子、五味子、車前子、蛇床子滋養肝腎，生精益髓，為精子的生長提供了物質基礎，另外，如加用活血化瘀的藥物，則可明顯提高臨床療效；臨床

⑧⑧　孫傳坤，〈八子二仙湯治療男性不育症 50 例〉，《湖北中醫雜誌》，2001, (6): 33。

實踐證明，即使瘀證不明顯者，亦可加用活血化瘀藥，如水蛭、桃仁、紅花、王不留行、穿山甲等，可收到滿意的治療效果。

42. 生精助育湯 ⑧⑨

【藥物組成】人參 10 克，黃芪 12 克，阿膠 9 克，仙茅 12 克，淫羊藿 12 克，山藥 15 克，生地 20 克，茯苓 12 克，龜甲 6 克，牡丹皮 12 克，女貞子 12 克，覆盆子 10 克，丹參 12 克。

【功效】滋陰補腎、益氣養血、健脾生精。

【適應症】心理性勃起功能障礙引起的不育。

【用藥方法】每日 1 劑，連續服用 1 個月為 1 療程。

【臨床療效】

⑴療效標準　治癒：症狀消失，性生活恢復正常；好轉：陰莖能舉，能進行性生活，但時好時差；無效：症狀無改善。

⑵臨床療效　腎氣虛型 84 例，治癒 35 例，有效 38 例，無效 11 例，有效率為 86.90%；命門火衰型 78 例，治癒 30 例，有效 37 例，無效 11 例，有效率為 85.89%；心脾虧虛型 11 例，治癒 2 例，有效 5 例，無效 4 例，有效率為 63.64%；驚恐傷腎型 7 例，無治癒例，有效 2 例，無效 5 例，有效率為 28.57%。總有效率 82.78%。

【經驗體會】中醫學認為，腎藏精，主生殖。勃起功能障礙多因先天稟賦不足、後天房勞過度或長期手淫，耗傷腎氣，導致腎氣虧損而致病。究其原因與先天稟賦不足有關，但後天的腎氣耗損對其發病則有更重要的作用。生精助育湯具有滋陰補腎、益氣養血、健脾生精之功效，故而對臨床常見的腎氣虛型、命門火衰型、心脾虧虛型及驚恐傷腎型具有較好的治療效果。為了保證研究的客觀性及可重複性，本臨床觀察使用了現代醫學目前較為先進且廣泛應用的 IIEF–5 評分及 Rigiscan 進行

⑧⑨　季金昆等，〈生精助育湯治療心理性勃起功能障礙 180 例臨床觀察〉，《中醫雜誌》，2002，(6)：446。

受試者的篩選及治療後的療效評價，尤其是使用了 Penogram 檢查作為心理性勃起功能障礙的篩選依據，在此基礎上根據中醫對勃起功能障礙（陽痿）的診斷及辨證要點進行臨床分型，保證了診斷的準確性。本研究中，患者 IIEF-5 評分及陰莖勃起硬度指數治療前後有明顯差異，但較正常對照組仍有差異，證明了生精助育湯可在一定程度上促進陰莖的勃起，增強患者的自信心，改善性生活質量。

第二章　針灸療法

處方 1 ❶

【取穴】主穴：腎俞、次髎、關元、氣衝；配穴：陽痿足三里、太溪。

【加減變化】不射精加三陰交、太衝、陰陵泉；精子異常加足三里、太溪、太衝、命門、挾脊。

【治療原則】陽（氣）虛型、先天遺傳型、不典型，採取針、灸並施；陰虛型、濕熱型、肝鬱型，採取只針不灸的原則治療。

【操作方法】1.先刺腰骶部諸穴，不留針，繼針刺腹部及下肢穴位，留針半小時，需灸者，用艾條溫和灸關元穴 20 分鐘。2.針刺腹部諸穴，採用直刺或針尖向下呈 75 度角斜刺 1.5～2 寸，然後再採用撚轉手法使其針感向下傳導至會陰部為止。針感弱者，採用留針侯氣或用右手中指端，循經輕按穴位的上下以助經氣的來複後再行針。3.若針感向上傳導，病人即感腹部不適，即將針身上提，輕揉按所刺之穴位，再略改變進針（向下或內下）方向，得氣後不急於放手而略加運氣。

【療程】隔日治療 1 次，20 次為 1 療程。精液異常者，每治療 1 個療程檢查精液常規。如果未痊癒者，休息 1 週後，繼續治療。

【臨床療效】

1.療效標準　(1)陽痿　痊癒：陰莖勃起堅硬，同房成功；好轉：陰莖勃起較治療前堅硬，性慾有所增強；(2)不射精　痊癒：射精通暢有快感；(3)精子異常　痊癒：精蟲總數超過 6000 萬／毫升，活動力達到 60%

❶ 張家聲，〈針灸治療男性不育症 248 例臨床觀察〉，《中國針灸》，1987，(1)：3。

以上，畸形降到 20% 以下；好轉：精蟲總數增長 2000 萬以上，活動力提高 20% 以上，畸形減少但仍不低於 20%。

2.治療結果　針灸對不射精症的有效率為 76%，陽痿的有效率為70.6%；在 50 例精子異常症中，無精蟲症 18 例，經 2 ～ 4 個療程的治療，療效不顯；精子總數、活動力，畸形異常的 32 例，經治療後有效率為75%。

【經驗體會】男子性功能障礙早在《內經》記載：「思想無窮，所願不得，意淫於外，入房太甚，宗筋馳縱，發為筋痿及為白淫。」在歷代文獻中，也有零星記載，《諸病源候論‧虛勞無子論》：「丈夫無子者，其精清如水，冷如冰鐵，皆為無子之候，又泄精，精不射出，但聚於陰頭，亦無子。」但由於歷史客觀條件限制，還不能夠全面地認識精子異常所導致的不育症。筆者根據腎藏精及肝腎同源等原理，取任、督、肝、腎及陽明經穴治療精子異常症收到了一定的效果。除手淫及精神因素性格抑鬱外，導致本組疾病的其他致病因素者為肝炎，次為前列腺炎和睪丸病變等。治療時應先明確診斷，治癒上述疾病，然後治本病方能奏效。針刺腹部穴位，針感一定要向下傳到陰莖、睪丸，方可收效。極少數病人針後有少腹不適感覺，不需特殊處理，一天內可自癒。

處方 2 ❷

【取穴】第 I 組：關元（主穴）、足三里、三陰交；第 II 組：腎俞（主穴）、志室、太溪。

【操作方法】1.針法：穴位常規消毒，關元穴直刺進針 1 ～ 3 寸，輕輕撚轉，幅度要小，針芒向下，得氣感應向腹部放射，然後針退至淺層行燒山火手法（分天、人、地三部，緊按慢提 9 次，共III度），留針 20分鐘，腎俞穴進針直刺 1 ～ 1.5 寸，手法同上；2.灸法：採用隔薑灸和

❷ 羅琳，〈針灸治療男性不育症 36 例〉，《上海針灸雜誌》，1995, (4): 153。

艾條灸。隔薑灸灸主穴，將鮮生薑切成厚 0.4 cm，直徑 1.5 cm 的薄片，用針刺 7 ～ 8 孔，置在穴位皮膚上，將艾炷放在薑片上燃燒 5 ～ 7 壯，隔日灸治，與針刺交替進行。艾條灸灸配穴，用雀啄灸法。

【臨床療效】36 例中痊癒（性功能與精液檢查均正常）20 例，占 56%；顯效（性功能正常，精液檢查均有提高）12 例，占 33%；有效（性功能正常，精液量和精子數有增加，但活動能力不夠正常）3 例，占 8%；無效（經治療後，症狀略有好轉，但不持久，停止治療又如舊）1 例，占 3%。總有效率為 97%。

【經驗體會】男性不育症，患者多年不育，心情焦慮，心脾鬱結，腎陽衰微，故筆者認為治腎當先調其情志，使患者解除憂慮及驚恐之心，治之方能收捷效。由於患者精疲乏力，形寒肢冷，腰酸痛，結合化驗精子活動能力差而量少，屬腎精虧損，命門火衰，火不化精。根據虛則補之，寒多用灸原則，擬培補元氣，溫腎壯陽之法，首取關元，關元穴位當丹田，乃男子藏精子處，為足三陰、任脈之會，為人身元氣之根本，用以振奮腎氣。《醫學入門》說：「關元主諸虛損，及老人泄瀉，遺精白濁，令人生子」。針關元時針感要求直達陰莖。三陰交《外台秘要》說：「集驗灸丈夫夢泄法，灸足內踝上名三陰交二七壯」。故取關元配三陰交，以調下元之氣，以壯真元之氣，使真元之氣得充，腎氣作強，則其病自可痊癒。同時三陰交以滋腎陰，俾水升火下，水火既濟，天地始可交泰。「胃為後天之本」，取足三里調補脾胃，充盈氣血，以助生精益精，以益後天生化之源，「腎為先天之本」，為生命之所繫，腎陰為物質基礎，腎陽為生命的動力，兩者相互依存，相互制約，為生殖、生長、生育的根本；腎屬水藏精，水能生木，乙癸同源，故取腎俞，調補腎氣，又能補腎益陰。再取志室以調攝精宮而益腎固精，因志室一名精宮，為固腎治本。更配太溪乃足少陰腎經之原穴，能補北瀉南，調補腎氣，溫補腎陽，培元固本。本病採用針刺的補法（燒山火）加灸，溫通衝任，故能得子。

處方 3 ❸

【取穴】關元、腎俞、足三里、三陰交。

【操作方法】關元配足三里，腎俞配三陰交，兩組穴位交替選用，每日選其中一組穴位針灸。關元、腎俞直刺或斜刺 1 ～ 1.5 寸，足三里、三陰交直刺 1.5 ～ 2 寸，各穴皆行提插撚轉補法，留針 15 ～ 20 分鐘，每隔 5 分鐘左右運針 1 次以上主穴各證型患者必針。

【臨症加減】偏腎陽虛者，針後在關元或腎俞穴用清艾條施行溫和灸法 20 分鐘；腎陰虛者加用太溪穴，行針刺撚轉補法，兼見痰濕或瘀血者，隨證治之，配用八髎、中極、血海穴，主要行針刺瀉法。

【療程】每日針灸 1 次，連續治療 25 日後間歇 5 天，3 個月為 1 療程，視病情施治 1 ～ 3 個療程。

【臨床療效】86 例患者，經針灸治療 1 ～ 3 個療程後，精子質量（精子密度、精子活率、前向運動精子和正常形態精子百分率、精漿質量）均比治療前顯著改善。其中痊癒（配偶受孕）46 例；顯效（配偶未孕，但精液常規分析各項指標已正常；或至少有二項指標的改善符合下列條件者：①精子密度增加一倍以上；②精子成活率提高 20% 以上；③精子活動力有等級間的改善（如由 II 級進入 III 級），或前向運動精子增加 20%以上；④精子畸形率減少 20% 以上；⑤精液液化異常恢復至液化正常者；⑥原精子凝集消失或精子凝集率減少 20% 以上者；⑦精液量過少或過多而恢復至正常精液量範圍者）23 例；有效（有一項指標的改善符合上述顯效條件之一者）13 例；無效（治療前後無明顯變化）5 例。總有效率為 94.19%。

---

❸ 岳廣平，〈針灸治療精液異常男性不育症 86 例〉，《針灸臨床雜誌》，1995, (11, 12): 36。

【經驗體會】精液異常是男性不育症最常見的原因之一。中醫認為，「腎藏精，主生殖」，腎中精氣由腎陽蒸化腎陰而產生，若腎陽虛損，溫煦生化失職，或腎陰不足，精氣化生乏源，可導致精氣清冷或精少而不育，故本病的發病機制主要責之於腎。從現代醫學的觀點來看，生殖功能和精子的發生、成熟主要受生殖激素（FSH、LH、T 等）的調控，中醫學裏「腎藏精，主生殖」這一功能概念與現代醫學中下丘腦—垂體—性腺的機能有密切關係。

針對本病的主要病機，臨床上採用針灸療法對本病患者進行辨證論治。選用關元、腎俞助元陰元陽，填精益腎；取足三里、三陰交調理脾胃肝腎，充養先天與後天之精，對本病偏腎陽虛者，針刺後加灸關元、腎俞，藉艾火之力以益陰；此外，或有挾痰挾瘀者，瀉八髎、中極、血海以化痰濕、逐瘀血。本針灸療法選穴簡明嚴謹，辨證施治有度，共奏補腎生精，滋陰助陽，兼化濁祛瘀之功效。針灸治療本病具有顯著療效，能促使明顯降低或過度升高的 FSH、LH、T、F 水平趨於正常，使精液質量顯著地改善與提高。揭示針灸對內分泌功能有雙向調節作用，能促使睪丸生精功能以及附屬性腺功能恢復正常。針灸治療本病的作用原理，主要與針灸在穴位上施行適宜的刺激，通過神經—體液調節的途徑，促使下丘腦—垂體—性腺和腎上腺皮質系統功能的恢復有關；此外，針灸體表穴位，通過經穴—臟腑相關聯繫的途徑而直接對內臟組織器官功能的調整，也可能是針灸治療本病的主要作用。

處方 4 ❹

【取穴】中極、關元、足三里、三陰交。

---

❹ 錢志雲，〈針灸治療 54 例男性不育症臨床觀察〉，《針灸臨床雜誌》，1995，(11, 12)：33。

【操作方法】各穴常規針刺後加艾灸 30 分鐘。

【注意事項】針刺治療前一週停止一切藥物治療。男性不育症中不論是精液異常，陽痿、陽強、無精子症或免疫功能障礙，針刺選用腧穴不變。

【臨床療效】54 例男性不育症中，痊癒（經 1 至 3 個療程治療，其妻懷孕得子）30 例，治癒率為 55.56%；有效（經 1 至 3 個療程治療，其妻雖未能懷孕得子，患者精液數量增加幾十倍或幾百倍，死精子變成活精子，精子活動力增強，尤其中速直線運動，快速直線運動明顯提高）13 例，有效率為 24.07%；無效（經 1 至 3 個療程治療，既不能使其妻子懷孕，而且患者精液檢查與治療前變化不大）11 例，無效率為 20.27%，總有效率為 79.63%。治療最長時間為 3 個療程，最短為 1 個療程，平均治療 20.5 次。

【經驗體會】男性不育症的重要原因之一是精子數量少，活動力差，死精子或陽痿等。因精子的生成關鍵在於腎陰，但精子的活動能力強弱關鍵在於腎陽，故針刺關元、三陰交以補腎陰，但關元是陰中有陽的腧穴，刺關元既能補腎陰促進精子的生成，又能調動腎間動氣而補腎陽，促精子活動能力。張介賓指出：「善治陽者必陰中求陽，陽得陰助則生化無窮。」配中極鼓舞三焦氣化功能，增強補陽作用，足三里、三陰交大補氣血生化之源，加艾灸中極、關元兩穴以溫經散寒而補陽，寒散陽盛則精子活動能力自然旺盛，故其妻懷孕得子。

處方 5 ❺

【辨證分型與選穴治療】

1.腎陽虛憊：面色蒼白，神疲乏力，腰膝冷痛，四末不溫，性慾減退，陽痿早洩。精液常規檢查表現為精液總量少，精子數少，精子存活

---

❺ 廉玉麟等，〈針灸辨證治療男性不育症 83 例療效觀察〉，《針灸臨床雜誌》，1998，(3)：19。

率低下，精子活動力弱。舌淡苔白，脈沉細無力。治宜溫腎壯陽，取命門、關元、大赫、中髎、足三里、太溪。毫針刺，施以提插補法。其中命門、關元、足三里加用艾灸，灸量宜大，採用艾炷隔薑灸，每穴 10 壯，部分患者用艾條懸灸，每穴 20 ～ 30 分鐘。

2.腎陰不足：陰精虛弱，水虧火旺，頭暈眼花，耳鳴耳聾，五心煩熱，虛煩少寐。精液常規檢查為精液量少，精子數低，活動力差，或精液黏稠不液化。舌紅苔薄黃，脈細數。治宜滋陰填精，取腎俞、關元、氣海、精宮、三陰交。毫針刺，施撚轉補法。

3.氣滯血瘀：婚久不育，情懷抑鬱，肝失疏泄，胸脅脹滿，口苦咽乾，多表現為不能射精或逆行射精。舌質暗紅，並可見暗紫瘀點，苔薄白或薄黃，脈弦澀。治宜理氣活血，穴取中極、陰廉、太衝、行間、三陰交。毫針刺，用瀉法。

4.痰濕內蘊：平素喜食膏粱厚味，濕痰內生，體形豐肥，眩暈胸滿。痰濕凝滯則陽痿早洩，射精無力，濕熱下注則陰腫陰癢，陰囊潮濕，精液不液化，或腰骶部酸痛、小便混濁。舌紅胖大，苔白厚膩，或黃厚黏膩脈弦滑。治宜蠲濕祛痰，針刺取中極、精宮、氣穴、太白、陰陵泉。毫針刺，用瀉法。兼前列腺炎患者宜加刺秩邊透水道，採用芒針刺法，用 4 ～ 6 寸芒針，進針 4 寸左右，用撚搓法，使針感傳到會陰部或外生殖器，不留針。

【療程】各型均每日或隔日針灸治療 1 次，20 次為 1 療程，療程間隔 5 ～ 7 日。

【臨床療效】

⑴療效標準　痊癒：臨床症狀及陽性體徵消失，精液常規檢查各項指標均恢復正常，或治療期間配偶妊娠。好轉：臨床症狀及陽性體徵基本消失，精液常規檢查有較大進步，須同時具備以下諸項中兩條以上：①每毫升精子密度提高 20×10^9/L 以上；②一次排精總量中精子數提高 100×10^9/L 以上；③精子活動率提高 20% 以上；④精子運動級別提高 1

級以上；⑤伴前列腺炎者，經 B 型超聲波、指肛檢查及前列腺液檢查確定為臨床治癒。無效：臨床表現無改善，或臨床症狀與陽性體徵雖有好轉或基本消失，但精液常規檢查無明顯變化者。

(2)治療結果　治療 83 例，痊癒 56 人，占 67.5%；好轉 19 人，占 22.9%；無效 8 人，占 9.6%。總有效率為 90.4%。在全部有效病例中，療程最短的 2 個月，最長者達 14 個月，平均療程為 4.5 個月。

【經驗體會】在本組患者中，辨證屬腎陽不足型者占半數以上，說明腎陽虛是導致男性不育症的主要病機之一，與中醫經典著作中所述「精氣清冷」可致男子無子完全相同。

由於辨證分型的不同，臨床療效亦有區別，在腎陽虛憊型的 47 例中，痊癒 37 人，占 78.7%；好轉 7 人，占 14.9%；無效 3 人，占 6.4%。腎陰虛弱型 21 人，痊癒 12 人，占 57.1%；好轉 6 人，占 28.6%；無效 3 人，占 14.3%。氣滯血瘀型 8 人，痊癒 3 人，占 37.5%；好轉 4 人，占 50%；無效 1 人，占 12.5%。痰濕內蘊及濕熱下注型 7 人，痊癒 4 人，占 57.1%；好轉 2 人，占 28.6%；無效 1 人，占 14.3%。四型有效率分別為 93.6%、85.7%、87.5%、85.7%。從以上療效分析可以看出，針灸對腎陽不足、命火衰弱型男性不育症效果最佳，提示採取溫腎壯陽法，重用灸治、針灸並施是治療男性不育症的主要法則。對於一些臨床表現不明顯，僅精液常規檢查異常，不易進行辨證分型的不育症患者，筆者用針灸治療時採取溫腎壯陽法亦能取得較好療效。

臨床觀察到，陽痿、早洩、性慾減退等性功能障礙表現嚴重，同時精液常規異常的不育症患者，經過一階段的針灸治療，隨著精液常規檢查的不斷進行，多數患者的性功能障礙亦會同步好轉。針灸治療該病療程較長，須囑患者堅持不懈地進行治療，才能取得預期的效果。另外，治療中尚需囑患者適當節制性生活，根據配偶的排卵規律掌握性交時間，這也是配合治療提高療效的重要環節。

第三章　針藥結合療法

處方 1 ❶

㈠針刺療法

【取穴】曲骨、三陰交、關元、足三里、腎俞、命門。

【操作方法】針刺曲骨、三陰交、足三里採用平補平瀉法，針刺關元、腎俞、命門採用補法，足三里採用平補平瀉法，針刺關元、腎俞均中等強度刺激。每次留針 20 分鐘，每日 1 次。

㈡內服中藥方

【藥物組成】銀花 10 克，敗醬草 5 克，赤芍 15 克，丹皮 10 克，瞿麥 15 克，菟絲子 10 克，肉蓯蓉 10 克，麥冬 15 克，黃芪 15 克，元胡 10 克。

【用藥方法】水煎服，每日 1 劑，分 2 次口服，

【加減變化】濕熱重者加車前子、黃柏；腎陽不足甚者加淫羊藿、肉桂；腎陰虧損較顯者加熟地、山萸肉；脾胃虛弱甚者加白朮、雲苓；氣滯血瘀甚者加柴胡、三棱。

【療程】針藥並用，10 日為 1 療程，療程間隔 2～3 日，3 療程後觀察治療前後其配偶懷孕情況，精液情況及陽痿、早洩等變化。

【臨床療效】71 例患者經治療後，治癒（男性生育能力恢復正常，臨床有關症狀及體徵消失，女方受孕）27 例；有效（男性生育力經檢測

❶ 郭朝立，〈針藥並用治療 71 例男性不育症療效觀察〉，《天津中醫學院學報》，1998，(2)：20。

有不同程度改善，或部分恢復正常，臨床有關症狀及體徵明顯改善）36例；無效（治療後男性生育能力及症狀、體徵均無明顯好轉）11例。經3個療程治療後治癒率為38.03%，總有效率為98.73%。

【經驗體會】男性不育症與先天發育不良、男性下丘腦—垂體—性腺軸功能紊亂、男性性功能障礙、生殖系統炎症、精索靜脈曲張、免疫反應及理化、精神心理等因素有關，近年研究顯示，男性不育與睪丸氧自由基含量、男性精液中SOD活性及干擾素水平存在一定關係。中醫認為其病因病機為先天不足，或房事不節、腎陽虛弱；或熱病久病，致腎精虧虛、脾胃虛弱；或長期情志抑鬱，氣滯血瘀或濕熱薰蒸，灼傷精室；或過食肥甘，痰濕內蘊等。近年來，筆者應用針刺配合中藥生育湯治療男性不育患者，取得了較為明顯的療效，結果顯示，應用針刺配合生育湯治療男性不育症，對因慢性前列腺炎、睪丸炎、精索靜脈曲張、發育不良、抗精子抗體陽性所致的不育均有良效，各病種間無明顯差異。本療法能顯著升高精子數量及存活率，促進精液液化，促使抗精子抗體陽性轉陰。本療法取得良效與其所選針刺穴位及生育湯藥物組成密切相關。針刺曲骨、關元可清利濕熱，補腎固澀；針刺三陰交可健脾胃，助運化，通經和絡，且可疏肝益腎；針刺足三里可調理脾胃，疏通氣血；針刺腎俞、命門可補腎固精，強壯腰膝，諸穴合用，以補腎健脾，調和氣血，清熱利濕。生育湯方中銀花、敗醬草清熱解毒，赤芍、丹皮涼血化瘀，瞿麥清熱利濕，菟絲子、肉蓯蓉補腎壯陽，麥冬滋陰，黃芪補氣，元胡行氣活血，合用之，共奏清濕熱、行氣血、健脾補腎之功。本方與針刺作用疊加，其功效大為增強，故能有效地治療不育及伴隨的陽痿、早洩等性功能障礙。

處方 2 ❷

㈠針刺療法

【取穴】氣海、水道、左行間、左三陰交、腎俞、陽陵泉、太溪。

【操作方法】分兩組並替行針，每組針 3 次後對換，針 15 次後檢查。腹部穴位平補平瀉，四肢穴位用瀉法，留針 15 分鐘，留針過程中行針 1 次。

㈡內服中藥方

【藥物組成】生地 20 克，麥冬、玄參、知母、黃柏各 15 克。

【用藥方法】每日 1 劑，1 日服 2 次，3 個月為 1 療程。服藥期間忌酒、忌煙、忌辛辣食品，節制性生活。

【加減變化】偏於腎陰不足，相火亢盛者加龜板、牡蠣、鱉甲；濕熱下注，壅塞精室者加萹蓄、萆薢、車前草、薏米、蔻仁；肝鬱化火，鬱火爍精者加川棟子、郁金、龍膽草；中氣不足，氣化失權者加黃芪、黨參。

【臨床療效】62 例中治癒（檢查精液液化正常，女方受孕）52 例；顯效（精液基本液化）5 例；好轉（精液不液化有所改善）3 例；無效（治療 2 個療程以上，檢查精液仍不液化或中斷治療）2 例。總有效率 96.8%。

【經驗體會】精液不液化是指離體的精液在 25℃室溫下或 37℃恆溫水浴箱內 60 分鐘不液化或仍含有不液化的凝塊，是男子不孕的常見病因。精液射出後一定時間內不能液化成水狀，而保持黏稠狀態，致精子無法活動而不能孕育。從中醫辨證角度精液不液化症大致可分 4 類：①腎陰不足，相火亢盛，此類最為多見；②濕熱下注，壅塞精室；③肝鬱化火，鬱火爍精；④中氣不足，氣化失權。在治療中以滋陰清熱為綱，

---

❷ 劉春等,〈針藥結合治療精液不液化性不育症 62 例〉,《陝西中醫》, 2002, (3): 224。

縱觀全局，糾其偏盛，補其不足，以期陰平陽秘，精室得充，達到治療目的。

　　筆者經過數十年的臨床實踐證明，針藥並用是通過穴位的良性刺激和中藥的持續作用，既改善了生殖系統的血液循環，消除了炎症水腫，通達精液管道，又調節和提高了神經內分泌系統的生理功能，同時還促進精子的生成、發育及其活力，達到施精成孕的目的。但在臨床運用時，要注意審因論治，辨證加味，方可得心應手，獲得良效。